Dr. med. Berndt Rieger

BASEDOW HEALING

Dr. med. Berndt Rieger

BASEDOW HEALING

Ganzheitliche Behandlung bei Schilddrüsenüberfunktion

mvgverlag

Bibliografische Information der Deutschen Nationalbibliothek
Die Deutsche Nationalbibliothek verzeichnet diese Publikation in der Deutschen Nationalbibliografie. Detaillierte bibliografische Daten sind im Internet über https: / / dnb.de abrufbar.

Für Fragen und Anregungen:
info@m-vg.de

6. Auflage 2026

Türkenstraße 89
80799 München
Tel.: 089 651285-0

Wichtiger Hinweis
Dieses Buch ist für Lernzwecke gedacht. Es stellt keinen Ersatz für eine individuelle medizinische Beratung dar und sollte auch nicht als solcher benutzt werden. Wenn Sie medizinischen Rat einholen wollen, konsultieren Sie bitte einen qualifizierten Arzt. Der Verlag und der Autor haften für keine nachteiligen Auswirkungen, die in einem direkten oder indirekten Zusammenhang mit den Informationen stehen, die in diesem Buch enthalten sind.

Umschlaggestaltung: Marc-Torben Fischer
Umschlagabbildung: Shutterstock / Boule
Abbildung im Innenteil: Shutterstock / Nerthuz
Satz: inpunkt[w]o, Haiger (www.inpunktwo.de)
Druck: ScandBook, Litauen
Printed in the EU

ISBN Print 978-3-86882-960-0
ISBN E-Book (PDF) 978-3-96121-268-2
ISBN E-Book (EPUB, Mobi) 978-3-96121-269-9

Inhalt

Einleitung

Der Morbus Basedow ist eine Autoimmunerkrankung, bei der die Schilddrüse von Antikörpern angegriffen wird, und sich dabei entzündet und verdickt. So entsteht ein sogenannter Kropf, eine Schwellung am Hals. Die Augen entzünden sich und treten hervor, denn das Gewebe hinter dem Augapfel reagiert ebenfalls auf die Antikörper und das kann zu Sehstörungen bis hin zur Blindheit führen. Weitere Antikörper treiben die Schilddrüse zu Höchstleistungen an. Sie produziert ihr Jodhormon im Übermaß – mehr, als gebraucht wird. Die daraus entstehende Schilddrüsenüberfunktion kann hartnäckig sein und bewirkt ein Hitzegefühl, Herzklopfen, Atemnot, innere Unruhe, Schlaflosigkeit, Schwitzen, Gewichtsverlust, Ängste, Haarausfall. Wird die Krankheit nicht gestoppt oder unter Kontrolle gebracht, kann sie in schlimmen Fällen in Herzversagen und sogar tödlich enden.

Wir haben es hier also mit einer ernsthaften Autoimmunerkrankung zu tun und viele Menschen halten sie deshalb per se für unheilbar. Das ist allerdings nicht richtig. Im Unterschied zu schweren Gefäßleiden oder Krebs hat Morbus Basedow eine Neigung, sich wieder zurückzubilden und spurlos zu verschwinden, als wäre er nie dagewesen. Bei angemessener Behandlung geschieht dies meist innerhalb einiger Monate oder Jahre Allerdings gibt es keine pauschalen Aussagen darüber, wie sich ein Morbus Basedow beim einzelnen Menschen auswirken und entwickeln wird. Manchen Betroffenen wird sie zum Verhängnis, viele leiden über Jahre hinweg daran, ohne einen dauerhaften Schaden zu entwickeln – und ein großer Teil wird nach ein, zwei

Jahren ohne besondere medizinische Leistung geheilt. Diese hohe »Spontanheilungsrate« legt den Schluss nahe, dass es sich hier nicht vorwiegend um ein genetisches Leiden handelt, wie oft vermutet wird, und auch nicht um das Resultat einer »Vergiftung«, einer »Übersäuerung« oder eines Vitalstoffmangels im Körper. Wenn es denn so wäre, könnte ja nur eine konsequente Korrektur dieser Missstände eine Heilung ermöglichen. Das ist aber nicht der Fall. Betroffene heilen oberflächlich betrachtet tatsächlich oft »spontan«, also ohne große medizinische Anstrengung, die in diese oder jene Richtung unternommen wird. Morbus Basedow stellt in vielen Fällen eine Krise dar, in die sich Betroffene (die überwiegende Mehrzahl der Basedow-Kranken sind übrigens Frauen) hinein bewegen, und aus der sie im Regelfall auch wieder aus eigenen Kräften herauskommen. Allein oder mit Hilfe, das ist von Fall zu Fall verschieden. Sicherlich hilft es ungemein, wenn mit Schilddrüsenblockern die Überfunktionsbeschwerden abgemildert werden und wenn dadurch wieder Ruhe in Körper und Seele einkehrt. Dabei lässt oft auch die Intensität der Symptome nach und die Krankheit kann sich zurückbilden.

»Spontan« ist für diesen Vorgang aber eigentlich nicht das richtige Wort. Die Krankheit verschwindet nicht einfach ohne Grund und ohne Beziehung zu den Geschehnissen. Im Gespräch mit Frauen, die an Morbus Basedow leiden oder gelitten haben, kann relativ schnell skizziert werden, wie es zur Krise kam, welche seelische Konflikthaftigkeit die Krankheit unterhielt und welche innere Entwicklung sie zur Rückbildung brachte. Natürlich dürfen dabei die körperlichen Faktoren, die die Krankheit begünstigen und unterhalten können, keineswegs vernachlässigt werden. So besteht kein Zweifel, dass der Morbus Basedow durch die Gabe hoher Mengen von Jod verschlechtert wird, vielleicht sogar ausgelöst werden kann, und dass die Reduktion der Jodaufnahme mit der Nahrung heilend wirkt. Wissenschaftlich bewiesen ist auch, dass bestimmte Erbanlagen die Ausbildung eines Morbus Basedow begünstigen können, bei Menschen also hier eine Schwachstelle besteht, die berücksichtigt werden muss und die auch erklärt, warum gleiche Belastungen nicht bei allen Menschen Basedow-Schübe auslösen.

Die üblichen Behandlungsvorschläge für diese Krankheit sind Bestrahlung oder Operation der Schilddrüse. Dies wird vielleicht von manchen Kranken mit Erleichterung begrüßt und von anderen immerhin als angebracht und notwendig aufgenommen werden. Doch haben diese Therapien Konsequenzen, an die man in dieser Situation nicht sofort denkt, denn solch eine »definitive« Behandlung kann zur Zerstörung der Schilddrüse führen – und ist die Schilddrüse einmal weg, kann man sie nicht mehr zurückbringen. Die Schilddrüse ist ein Organ, dessen Funktion nur kaum mit Tabletten ersetzt werden kann. Sie produziert fein dosiert und dem individuellen Bedarf angepasst Stoffe, die unser Denken, unser Fühlen und das Funktionieren der Körperzellen regulieren. Beim Morbus Basedow ist diese Funktion zwar übertrieben stark geworden, übersteuert, entgleist und somit schädlich. Nach einer gezielten therapeutischen Zerstörung der Schilddrüse droht man aber in das Gegenteil zu rutschen und an wichtigen Stoffen zu verarmen, denn die übliche Gabe von L-Thyroxin, dem wichtigsten der Schilddrüsenhormone, deckt nur einen kleinen Teil des wirklichen Bedarfs ab. Und selbst der Bedarf an diesem Schilddrüsenhormon ist schwankend und den Biorhythmen und den Wechselfällen des Lebens unterworfen. Da kann es keine Lösung sein, tagtäglich durch die konstante Gabe einer festgelegten Hormonmenge Gleichförmigkeit erzwingen zu wollen. Kurz gesagt zielt die konventionelle Therapie des Morbus Basedow – also Operation oder Bestrahlung – darauf ab, einer Person, der aus verschiedenen Gründen die Kontrolle über die Steuerung ihres Lebens abhandengekommen ist, den emotionalen Steuerknüppel für immer aus der Hand zu nehmen. Für manche bringt das erst mal eine große Erleichterung, denn ein aktiver Morbus Basedow wirkt wie ein übermächtiger Gegner und zersetzt Geist, Körper und Seele.

Eine ausgeprägte Schilddrüsenüberfunktion ist kein Kinderspiel. Man wird von Ängsten geschüttelt, verliert sich in einer überhöhten Wahrnehmung der Welt, übertreibt geistig und emotional, findet im Leben keinen Boden, hat das Gefühl, sich selbst nicht mehr zu kennen, und verändert im Laufe der Zeit auch seine Persönlichkeit teils gravierend. Der Körper schmilzt förmlich dahin wie eine Kerze, die an beiden Enden brennt. Bei manchen Menschen ist der Gewichtsverlust radikal, und diese Menschen wirken optisch oft jünger, weil die Gewebe wieder stärker durchsaftet werden; zudem werden diese Personen mitunter auch in ihrem Fühlen und Handeln kindlich: mit ihren großen Wünschen und mit der kindlichen Abhängigkeit, die aus der Zerstörung aller mentalen und emotionalen Strukturen erwächst. So wie wir mit einer lahmen, kranken Schilddrüse vorgealtert und älter wirken, führt der Morbus Basedow durch seine Überproduktion von Hormonen eine Zeit lang zu einer zweiten Jugend, was aber auf Dauer nicht durchgehalten werden kann und sicherlich nicht gesund ist, da wir eben weiterhin unser biologisches Alter aufweisen und der Ansturm der Hormone in einem älteren Körper nur schlecht vertragen wird. Beim Morbus Basedow kann die erkrankte Schilddrüse, der Sitz der Seele, durch die Schilddrüsenüberfunktion zum Feind werden. Ist sie dann erst einmal operativ oder durch Bestrahlung entfernt oder zerstört und erhält der Betroffene danach eine angemessene Dosis von L-Thyroxin, kehrt ein gewisses Maß an Realität zurück. Der Betroffene stabilisiert sein Körpergewicht, wird ruhiger, denkt wieder klarer, fühlt »realistischer«, versteht den Alltag wieder besser und kann sich erneut der Erfüllung seiner Aufgaben widmen.

Aber ist er noch der gleiche Mensch? Ist er noch die Person, die in eine Krise geriet aufgrund einer langen Vorgeschichte von Prägungen, Erlebnissen und Beeinflussungen, auf die die Schilddrüse übertrieben reagierte im Versuch, Unmögliches durch Überanstrengung doch noch möglich zu machen? Hier kann eine »definitive« Therapie, die ein Organ zerstört, ein Scheitern verursachen, obwohl die Krankheit selbst noch eine Chance auf Lösung geboten hat. Die radikale Therapie »überwindet« die Krise, indem sie das bisherige Leben des Menschen beendet und ihm die Möglichkeit bietet, ein anderes Leben zu führen – auf gedämpfte Art. Sie raubt ihm dabei zugleich die Möglichkeit, gestärkt aus der Krise hervorzugehen und seine Wesenhaftigkeit zu bewahren. Dabei gibt es eine Vielzahl alternativer Therapieansätze, die die Krankheit lindern oder gar heilen können, und dem Betroffenen gleichzeitig die Kontrolle über die eigenen Hormone und damit über seine Gefühle und Wahrnehmungen zurückgeben können. Doch zunächst gilt es, die Krankheit zu diagnostizieren, denn bereits hier tun sich viele Ärzte schwer.

Diagnose und Behandlungsmöglichkeiten

Morbus Basedow beginnt in der Regel schleichend. Der Betroffene bemerkt Symptome wie innere Unruhe und hält das irgendwie noch für normal. Vielleicht kennt er diese Symptome aus Belastungssituationen, doch nun bleibt diese Reaktion, wird nachhaltiger. Vielleicht ist er von Natur aus ein ängstlicher Mensch – und jetzt scheinen sich diese Ängste zu verstärken und zu häufen. Geht der Betroffene dann zum Arzt, findet dieser oft »nichts«, registriert Normalwerte, beruhigt zunächst im Gespräch. Doch die »Nervosität« gräbt sich immer tiefer in den Körper ein. Irgendwann wird dann doch eine Schilddrüsenüberfunktion diagnostiziert und es wird festgestellt, dass auch Antikörper gegen Schilddrüsengewebe im Blut vorhanden sind. Der TSH-Wert, also der Wert des Hormons, das die Schilddrüse stimuliert, ist zu diesem Zeitpunkt meist nicht mehr messbar, weil auch Antikörper gegen den TSH-Rezeptor vorhanden sind. Plötzlich wird die Diagnose Morbus Basedow gestellt – und dabei wird in der Regel auch gleich dramatisiert: »Um Himmels Willen«, heißt es, »wir müssen operieren. Sie wollen nicht operieren? Dann müssen wir bestrahlen! Ach, das wollen Sie auch nicht? Nun gut, dann versuchen wir es mal mit einem Schilddrüsenblocker, aber nicht zu lange, weil nämlich die Leber darunter leiden kann.«

Es sind ärztliche Ratlosigkeit und Routine, die hier Hand in Hand gehen und sich dabei verbünden, einem Menschen mit Übersteuerung der Schilddrüse gleich das Organ rauben zu wollen. Damit der Betroffene aber auch mitmacht und diese Therapien über sich ergehen lässt, wird ihm häufig Angst gemacht. Und das ist das Schlechteste, was ein Arzt in dieser Situation überhaupt tun kann. Der ohnehin ängstliche Mensch, der gerade einen Basedow-Schub erlebt, verfällt durch den Fluch, den der Arzt auf diese Weise ausspricht, in Panik. Er ist nicht informiert, und glaubt, nun fachlich korrekt informiert zu werden. Aber oft ist es nur Panikmache und Aktionismus, was hier geschieht. Nur selten muss ein Morbus Basedow radikal behandelt werden. Meist bringt eine Umstellung auf jodarme Ernährung bereits eine Verbesserung. Aber davon wollen viele behandelnde Ärzte meist nichts wissen. Sie ordnen lieber eine Operation an, verschreiben ein Medikament und kündigen Konsequenzen wie Herzschäden oder gar ein extrem erhöhtes Sterberisiko an, wenn sich der Betroffene weigert.

Auch das Internet ist hier keine große Hilfe. Sicherlich wird hier auch informiert. Vor allem aber wird dramatisiert. Es werden schreckliche Bilder gemalt, die im Einzelfall nur sehr selten zutreffen. Eine sachliche und den durchschnittlichen Verlauf treffende Beratung erfolgt nur selten. Wohl aber trifft man auf die Ängste der Menschen, die diese Diagnose erhalten haben, und lässt sich davon anstecken. Und wer dann in Foren und Diskussionsgruppen als Berater auftritt, ist nur selten Therapeut oder aktiver Arzt, der aus der eigenen Betreuung Basedow-Fälle kennt. Vor allem tummeln sich im Internet Angehörige des medizinisch-industriellen Komplexes, die dort schreiben, um Menschen zu Operationen, Bestrahlungen oder medikamentösen Therapien zu verleiten, an denen sich etwas verdienen lässt.

Warum eigentlich diese Hysterie? Der Morbus Basedow beruhigt sich doch oft von selbst. Darüber hinaus gibt es viele

Menschen, die über Jahre ohne besondere Therapie mit einer Schilddrüsenüberfunktion und dieser Autoimmunerkrankung leben können. Solche Fälle kenne ich zur Genüge. Ich will damit nicht sagen, dass ich das gut finde, aber der Mensch hält ganz schön was aus. Viele Patienten, die die Ratschläge der Ärzte in den Wind schlagen, kommen oft lange Zeit ganz gut zurecht, und geraten nur sehr selten – und vor allem dann, wenn noch eine Jodvergiftung hinzukommt – in eine Herzschwäche. Aber die Kassenarztmedizin schaltet beim Morbus Basedow schnell auf Autopilot. Zwar wird zunächst häufig mit einem Schilddrüsenblocker und einem Betablocker behandelt, doch wenn es die geringsten Probleme gibt, wird direkt zur Operation geraten. Das geschieht auch, wenn die Befindlichkeit und die Laborwerte deutlich zeigen, dass es in die Richtung einer Heilung geht. Da schleicht sich oft ein sadistisches Element ein. Patienten, die eine radikale Behandlung abgelehnt haben, können in den Augen mancher Ärzte nichts mehr richtig machen, und selbst wenn die Betroffenen alle objektiven Zeichen einer Heilung aufweisen, werden ihnen immer noch Flüche nachgeschickt. Glücklicherweise gibt es auch mitfühlende und weltoffene Ärzte, die die Größe haben, persönliche Heilerfolge ihrer Patienten zu erkennen und anzuerkennen.

Es ist ein großes Problem, dass nur wenige Ärzte Erfahrung mit der Behandlung des Morbus Basedow haben und dass Heilpraktiker oft auch vor der Verantwortung der Behandlung dieser Krankheit zurückschrecken. Deshalb wird ja so viel gedroht und Angst eingejagt, da niemand Verantwortung für den Patienten übernehmen möchte. Sobald eine Operation erfolgt ist, hat man als Therapeut »alles« gemacht, selbst wenn die OP schiefgelaufen sein sollte und der Patient nun nicht nur einen Morbus

Basedow hat, sondern beispielsweise auch eine Stimmbandlähmung. Oder wenn er mit den Tabletten nicht zurechtkommt, die nun lebenslang einzunehmen sind.

Im Praxisalltag läuft es also so: Entweder der Basedow »spurt« innerhalb weniger Monate, in denen bremsende, blockierende Arzneien verordnet werden, und erweist sich als »brav«, oder es wird gleich die »definitive« Behandlung angeraten. Der Wunsch der Ärzte, eine verfahrene Situation auf diese Weise mit einem Schwertstreich lösen zu wollen, ist so alt wie die Geschichte von Alexander dem Großen, der den gordischen Knoten einfach zerschlug, anstatt das Knifflige der Situation anzuerkennen. Die Irrungen und Verwirrungen eines Menschen, der in der Basedow-Krise landet, sind ähnlich schwierig aufzulösen, und in seiner Aufgeregtheit und seelischen Zerfaserung strahlt der Patient oft auch selbst die Aura eines unlösbaren Falles aus. Also entfernt die Medizin lieber das Organ, in dem sich dieses unentwirrbare Knäuel gebildet hat, durch einen Schwertstreich oder mit der Strahlenkanone. Aber genauso wenig wie der gordische Knoten damals durch diese radikale Maßnahme gelöst wurde, ist das beim Morbus-Basedow-Patienten der Fall, die operiert werden. Der »Knoten« wird auf körperlicher Ebene entfernt, doch alles Übrige ist noch vorhanden: das soziale Umfeld, die eingeübten Reaktionsweisen, die alten Verletzungen, die ungelösten Ehekonflikte und vieles andere mehr. Das Gehirn hat das abgespeichert, ebenso wie wahrscheinlich jede Körperzelle. Und da nun die Schilddrüse nicht mehr existiert, die zuvor alles abgefangen hatte und in der Folge daran litt, fehlt nun auch die Möglichkeit, auf naturgemäße Weise den Knoten zu entwirren. Es muss ein anderer Weg gefunden werden, aber dieser wird wahrscheinlich noch mühevoller, noch fordernder, noch schwieriger sein.

Eine Operation kann hilfreich sein, wenn die Augen der Patienten immer weiter heraustreten, sich Sehstörungen ausbilden und man um das Augenlicht fürchtet. Das sind verzweifelte Fälle, wie sie zwar nur wenige Basedow-Patienten erleben, aber es gibt sie, und dann ruft die Medizin zu Recht zu schärferen Lösungen. Hier wird dann zuerst mit Corticoiden versucht, das Immunsystem lahmzulegen, und wenn das nicht geholfen hat, werden die Augen mit der Röntgenkanone bestrahlt, wohl wissend, dass die Augen danach nie wieder so leistungsfähig und gesund sein werden wie vorher. Bevor Ärzte allerdings zu diesen extremen Maßnahmen greifen, operieren sie vorher oft lieber die Schilddrüse heraus, da sie wissen, dass es vorkommen kann, dass danach der Morbus Basedow in sich zusammenbricht. In vielen Fällen, doch bei Weitem nicht allen, ist das auch der Fall.

Diese schlimmen Verläufe sind sehr selten. Wirklich sehr selten. Doch ein Hauch dieser Dramatik steht bei jeder neuen Diagnose des Morbus Basedow im Raum, und dies erklärt auch, warum viele Ärzte lieber gleich radikal an die Krankheit herangehen wollen, bevor sie einen Schaden anrichtet. In dieser Situation werden nicht selten alle Patienten über einen Kamm geschoren. Eine Differenzierung bezüglich des Schweregrades der Krankheit und ihrer Intensität findet gar nicht statt. So kann es passieren, dass man vielen Patienten nicht gerecht wird. Denn eigentlich spürt der Betroffene ja selbst, womit er es zu tun hat und wie schwerwiegend das ist, was er hat. Er spürt es, sofern er nicht durch schlechte Prognosen und ärztliche »Drohungen« manipuliert wird.

Aufgrund dieses eingeschliffenen Mechanismus in den meisten Arztpraxen suchen viele Patienten mit Morbus Basedow eine Alternative. Sie können einfach nicht glauben, dass so hart, so mitleidlos agiert wird, und wollen wissen, ob das gerechtfertigt ist. Sie spüren auch, dass diese harte Behandlung der Natur der Krankheit und des Organs, das davon befallen ist, nicht angemessen ist. Sie wollen um Heilung kämpfen, statt sich einem Zerstörungsprozess auszusetzen. In meiner Praxis verfolge ich einen alternativen Ansatz. Bei mir wird nicht operiert oder bestrahlt, hier wird nur ausnahmsweise mit einer Nadel in die Schilddrüse gestochen. Manche Patienten finden das enttäuschend, denn auftrumpfend ist die sanfte Medizin erst mal nicht, die ich vertrete. Da kann es sein, dass Misstrauen gegensätzlicher Art wächst. Der Patient fragt sich, warum ich nichts mache und ob man das verantworten kann. Schließlich wurde ihm zuvor geraten, sofort zu operieren.

Immerhin merken die meisten Patienten, dass ich schon beim Erstgespräch versuche, die Enden des Gefühlsknäuels in die Hand zu nehmen und mich an die Arbeit des Aufdröselns zu machen. Gemeinsam mit dem Patienten, der ja irgendwann kein Patient mehr sein soll, kein Leidender und vor allem kein Ratloser. Das ist mühsam, da wie gesagt keine Patentlösungen existieren. Es ist ein anderer Beginn der Behandlung als in den meisten Praxen, was aber nicht heißt, dass es dabei bleiben muss. Das Erstgespräch, die Erstuntersuchung sind ein Versuch, wirklich am Anfang anzufangen und herauszufinden, womit man es eigentlich zu tun hat. Wie äußert sich die Krankheit? Ist es überhaupt zu erwarten, dass sie auf sanfte Reize reagieren wird? Wie wahrscheinlich ist es, dass sich das Leben des Betroffenen entspannt, dass sich die Konflikte lösen lassen? Wie denkt und fühlt der Patient überhaupt, der einem gegenüber sitzt? Will er an seiner Krankheit und an sich arbeiten, oder sucht er einfache Lösungen, an denen er nur peripher beteiligt ist? So kann sich in einem Fall rasch der Eindruck ergeben, dass der Patient im OP-Saal besser aufgehoben ist, während man sich das in einem anderen Fall überhaupt nicht vorstellen kann. Und bei einem Fall wird man hochdosiert mit synthetischen Schilddrüsenblockern anfangen, weil die Krankheit fast übermächtig erscheint, während man sich beim anderen völlig auf Schüßler-Salze und Homöopathie verlassen wird, weil man spürt, dass durch diese energetischen Arzneien große Wirkungen eintreten können.

In diesem Buch sollen Sie Anregungen bekommen in Bezug auf die Anwendung von Arzneien und Techniken, die bei den meisten Basedow-Patienten zumindest eine gewisse Wirkung erzielen und deshalb wahrscheinlich auch bei Ihnen in Ihrem individuellen Fall ein Stück weit auf dem Weg zur Gesundung helfen werden. Eine Behandlungsgarantie kann ich Ihnen mit diesem Buch nicht geben, aber Sie werden lernen, wie Sie gegen die Krankheit ansteuern und sie mildern können. Das Buch wird Ihnen zeigen, was Sie alles selbst tun können, um Ihren Morbus Basedow zu behandeln. Manchmal ist es sehr rasch möglich, der Heilung einen Weg zu bahnen, in anderen Fällen dauert es eine Weile. Falls die Rezepte in diesem Buch bei Ihnen keine Heilung bewirken, möchte ich Ihnen die Angst nehmen, dass Sie den Morbus Basedow gar nicht loswerden können. Es gibt viele andere Unterstützer auf dem Weg zur Heilung, die kombiniert werden können – die wesentliche Leistung bei der eigenen Gesundung liegt ja immer in einem selbst und wenn man die richtigen Anstöße bekommt und Hilfen in Anspruch nimmt, wird man auch zur Lösung gelangen. Dazu sind in der überwiegenden Mehrzahl der Fälle keine drastischen Maßnahmen notwendig. Das Angenehme an der ganzheitlichen Behandlung des Morbus

Basedow ist, dass auf schonende Weise vielen Menschen geholfen werden kann. Auch die sanfte Medizin kann durchaus machtvoll sein. Davon ist das Aussparen von Jod in der Nahrung eine zwar mühsame, aber effektive Maßnahme in allen Fällen dieser Erkrankung. Wenn es Ihnen gelingt, die Jodaufnahme auf null zu senken, bricht oft auch der Morbus Basedow zusammen. Denn Jod ist das Benzin, das in das Feuer dieser Erkrankung gegossen wird. Ohne Jod findet dieses Feuer keine Nahrung mehr und verlöscht.

Die zweite Möglichkeit, die uns zur Verfügung steht, sind die Schilddrüsenblocker. Abgeleitet von pflanzlichen Vorstufen sind die Schilddrüsenblocker auch der Schulmedizin bekannt, und wie bei der Jodaussparung haben wir mit den Schilddrüsenblockern die Möglichkeit, die Überfunktion der Schilddrüse auf eine chemische Weise zu stoppen. Eine effektive Behandlung bleibt hier allerdings immer eine Dosisfrage, denn eine zu schwache Behandlung bleibt wirkungslos und eine zu starke ruft unweigerlich Nebenwirkungen hervor, deren gravierendste das Leberversagen sein kann. Die Dosis bestimmt, ob eine Substanz eine Arznei oder ein Gift ist, sagte schon Paracelsus. Wer sich aber um die richtige Dosis bemüht und als Therapeut am Ball bleibt und vor allem das Empfinden des Patienten wahrnimmt und ernst nimmt, wird die beste Dosierung einer Arznei finden können.

Die dritte große Unterstützung, die wir bei der Behandlung des Morbus Basedow haben, ist die Erkenntnis ihrer grundlegenden Heilbarkeit. Es gibt einen direkten Zusammenhang zwischen den Verbesserungen und Verschlechterungen der Krankheit und denen der emotionalen Selbstüberlastung, der man unterworfen ist. Emotionale Selbstüberforderung macht krank, und wenn es

Ihnen gelingt, diesen Stress zu vermeiden oder abzuschwächen, werden Sie davon auch in Bezug auf ihre Krankheit profitieren und den Morbus Basedow bald wieder abschütteln können.

Wie aktiv diese Erkrankung überhaupt ist, kann laborchemisch und messtechnisch bestimmt werden. Ich nutze zwei Untersuchungsmethoden, um einen Krankheitsverlauf objektiv einzuschätzen: Die Ultraschalluntersuchung der Schilddrüse, bei der vorhandene Knoten und Entzündungsbereiche zu sehen sind, und eine Bestimmung der Höhe der Antikörperspiegel im Blut. Wenn ich beides mit dem Befinden der Patienten vergleiche und dem, was sich in ihrem Leben an Neuem entwickelt – welche Konfliktherde abgebaut werden, welche neuen Wege der inneren Reise es gibt –, weiß ich sehr genau, wo die betreffende Person steht und was noch zu behandeln ist.

»Ich hoffe, Sie haben einen guten Anwalt«, sagen mir mitunter ärztliche Kollegen, wenn ich so berate und argumentiere. Es sind Hardliner, für die der Morbus Basedow unheilbar ist und radikale Maßnahmen erfordert – je früher, desto besser. Ihre Argumentationsweise ist nicht immer stringent. Die einen sagen, dass sie auf die Ultraschallbefunde nichts geben, die anderen, dass die Laborwerte nichts besagen. Und wenn man dann das Befinden der Patienten als Messwert ins Treffen führt, rollen sie nur mit den Augen. Nein, sobald die Diagnose gestellt ist, schnurrt im Inneren vieler Kollegen ein Schema ab: einige Monate Schilddrüsenblocker, und wenn dann nicht alles gut ist, wird förmlich gebetsmühlenhaft von Operation oder Bestrahlung geredet. So kommt es, dass immer weniger Menschen überhaupt eine Schilddrüse haben. Auch immer weniger Ärzte, nebenbei gesagt. Denn der Beruf des Arztes ist anstrengend und führt zu Überforderungen – und siehe da, gerade viele niedergelassene Ärztinnen haben keine Schilddrüse mehr. Weil sie nämlich die bittere Medizin, die sie anderen angedeihen lassen, auch sich selbst verordnet haben. Wer schon einmal selbst an der Schilddrüse operiert ist und sich mit dem Hormonersatz herumschlägt, sucht automatisch Leidensgenossen. Und glaubt in der Regel auch, dass der Weg unausweichlich war, den man gegangen ist, und dass man eben mit solchen Defiziten leben müsse. Nur wenige haben den Mut, ihren Patienten zu sagen: Schauen Sie doch mal lieber, ob es eine Alternative gibt, bevor Sie diesen schweren Weg gehen. Viel häufiger hören Patienten das Gegenteil: Was, Sie haben von einem Arzt gehört, der den Morbus Basedow sanft behandeln will? Sanft? Da stimmt doch was nicht. Lassen Sie sich doch nicht von so einem Scharlatan das Geld aus der Tasche ziehen!

So geraten diese Ärzte gar nicht erst in die Situation, ihre Prämissen einem Realitätscheck unterziehen zu müssen. So kann es auch sein, dass generell immer noch geglaubt wird, Schilddrüsenknoten könnten nur immer weiter wachsen und womöglich böse entarten, nicht aber gutartig bleiben und schrumpfen. Ich habe das auf der Universität auch so gelernt. Seit zehn Jahren mache ich wenig anderes, als Schilddrüsen zu behandeln – und siehe da, das mit den Schilddrüsenknoten ist für mich ein buntes Bild geworden. Manche verschwinden spurlos, andere ändern die Form, manche wachsen, andere schrumpfen. Wenn Sie eine Schilddrüsenmassage machen, werden Sie die Erscheinungsform von vielen Knoten stark verändern und manche davon zur Auflösung bringen können. All das sehen und erkennen Ärzte aber nur, wenn sie den Mut haben, Patienten zu empfehlen, ihre Schilddrüse zu massieren – und wenn die Patienten den Mut haben, das auch wirklich durchzuführen, und ihren Ärzten dann von ihren

Erfahrungen berichten. Folglich lässt sich auch auf Krankheiten wie den Morbus Basedow mit einem anderen Auge blicken. Man sieht die vielen milden Verlaufsformen. Man erkennt die Neigung zur Heilung, die dieser Krankheit bei aller Dramatik, die sie mitunter bei einzelnen Menschen entwickeln kann, innewohnt. Man erlebt wieder und wieder, dass ein paar homöopathische Kügelchen, die gut gewählt wurden, spürbare Verbesserungen im Leben der Patienten bewirken können, wodurch die Krankheit innerhalb kurzer Zeit zum Stillstand kommt. Man erkennt den Wert von einfachen Maßnahmen wie der Massage und dem Wickel, und der Einnahme von Tees oder der Schüßler-Salze. Und man erkennt, dass diese Mittel in allen Fällen eine gewisse Wirkung zeigen. Wenn diese Wirkung sich addiert, können auch tief im Körper verankerte Krankheiten abgemildert werden und heilen.

Bei all diesen guten Gedanken ist es aber natürlich auch für den ganzheitlichen, an sanften Lösungen orientierten Therapeuten notwendig, einen kühlen Blick zu bewahren und bei der Einstufung der Krankheit und ihres Verlaufs nicht blauäugig zu werden. Es kommt immer darauf an, mit welchem Gegner man es in diesem Spiel zu tun hat. Es ist wichtig, als Therapeut nicht nur auf die Befunde zu starren, sondern sich die Frage zu stellen, welche seelischen Belastungsfaktoren bei dem Menschen, der da vor einem steht, vorhanden sind. Das ist nicht einfach, braucht Zeit und Einfühlungsvermögen. Umso wertvoller ist es deshalb auch, einen objektiven Blick auf die körperlichen Erscheinungsformen zu werfen. Denn da zeigt sich die Krankheit dem freien Auge und bietet selbst eine Behandlungslösung an. So eine Krankheit hat tatsächlich eine Gestalt, und auch wenn es eine Diagnose gibt, besagt das noch lange nicht, welche Gestalt diese Krankheit bei diesem einzelnen Menschen einnimmt, und wie sie beschaffen ist. Vorgänge in der Seele werden sich im Regelfall in der Schilddrüse spiegeln. die deshalb auch körperliche Repräsentationsfigur der Seele genannt werden kann.

Es ist kein Zufall, dass bei wenigstens der Hälfte der Menschen krankhafte Veränderungen der Schilddrüse erkannt werden können, denn die meisten von uns haben kein leichtes Leben, tragen Verletzungen davon, verhärten sich hier und werden dort weich und durchlässig unter Entzündungsprozessen. Bei manchen Menschen verkleinert sich die Schilddrüse beim Basedow, bei anderen vergrößert sie sich. Der eine hat eine weiche, der andere eine harte Schilddrüse. Der eine verbirgt sein Leid, man sieht es ihm äußerlich nicht an. Der andere hat eine dicke Schwellung am Hals, fast so, als wollte er sagen: Hier ist meine Tragödie, seht her, was mit mir geschieht, was man mir antut. Viele Menschen mit Morbus Basedow haben weit aufgerissen wirkende Augen und einen stechenden Blick, als wollten sie sagen: Ich bin erschrocken darüber, was mir geschieht, ich bin gerade dabei, das Vertrauen in die Welt, in die Gerechtigkeit zu verlieren, ich bin sehr alarmiert. Bei manchen steigert sich dieses Sichtbarwerden der Krankheit an den Augen so sehr, dass diese wie herausgedreht erscheinen und als Sinnesorgan auch wirklich schlechter funktionieren. Doppelbilder, Schmerzen und Sehverlust zeigen, dass hier auch das Vertrauen in eine Heilung verloren geht. Es ist eine Form der emotionalen Sturheit, wie man sie bei Basedow-Patienten häufiger erlebt. Man kann die Sicht auf die Welt – das heißt, die Zustände, in denen man lebt, die wirklichen Verhältnisse – nicht mehr ertragen und erblindet davon lieber selbst, als sein Weltbild korrigieren zu müssen.

Andere Patienten haben wiederum zwar »schlechte« Laborwerte, aber man sieht ihren Augen gar nichts an. Das ist es, was ich damit meine, dass die Krankheit verschiedene Gestalten annehmen kann. Basedow ist nicht gleich Basedow. Es kommt darauf an, was die Krankheit mit uns macht und was wir an Veränderungen durch die Krankheit für uns zulassen. Wenn die Gestalt der Krankheit berücksichtigt wird, weiß man auch, welche Prognose der Mensch hat. Vor allem aber kann vorhergesagt werden, welche Gestalt die Arzneien haben müssen, die diesen Mensch heilen können. Das wird in seltenen Fällen durchaus die Operation oder eine Bestrahlung sein. Doch in weit häufigeren Fällen ist eine Lokaltherapie wie die Massage, die Gabe eines biologischen Schilddrüsenblockers oder gar eine konstitutionell angelegte homöopathische Behandlung die Maßnahme erster Wahl.

Ich habe früher häufiger bei Schilddrüsenoperationen teilgenommen und weiß, wie unterschiedlich das Bild der Krankheit auch im Inneren des Körpers sein kann. Bei der Operation stößt man bei dem einen Patienten auf ganz weich gewordenes, entzündlich zerfallendes Gewebe, beim anderen aber auf harte Knoten oder vernarbtes Gewebe, das nur sehr schwer aus der Kapsel gelöst werden kann. Auch das ist eine Sprache des Körpers und der Krankheit, die den Betroffenen befallen hat. Und selbst wenn Arzt und Patient sanft an diese Sache herangehen möchten, muss in diesen Fällen zielgerichtet und verschieden vorgegangen werden. Denn bei dem einen liegt eine Weichheit vor, es ist also Stärkung gefragt. Der andere verhärtet sich, verkapselt sich, wird emotional unerreichbar. Hier müssen Brücken wieder aufgebrochen werden, man muss sich mit schärferen Mitteln in die Seele vorarbeiten.

Bei manchen erkrankten Schilddrüsen ist es so, dass ein Abflauen der Entzündung ein beinahe unbeschädigtes Organ zurücklässt. Bei anderen hingegen verknotet sich die Schilddrüse so stark, dass sie durch einen Druck auf Kehlkopf und Luftröhre die Atmung behindern kann. Im ersteren Fall wird eine Operation leicht wie eine Störung oder Verstümmelung empfunden werden. Im zweiten Fall führt die chirurgische Intervention dazu, sich aus einer Umklammerung lösen zu können, was viele Patienten als hilfreich empfinden, wodurch die Heilung weit schneller und effektiver möglich ist. Was für den einen wie eine Katastrophe wirken kann, wird also für den anderen zum Segen. Der Arzt muss versuchen, jedem Patienten die für ihn richtige Behandlung zuzuordnen.

Zusammenfassend gesagt ist Morbus Basedow also vielfältig, was bei der Wahl der Heilmittel berücksichtigt werden muss. Die Zeichen, die man vom Körper und aus der Seele abliest, nennt man die Signatur der Krankheit, und die Signatur bestimmt darüber, welche Arzneien bei der Behandlung zum Einsatz kommen. So wird man manche Menschen gleich operieren oder bestrahlen, andere hingegen unbehandelt lassen. Oder es muss etwas zwischen diesen Extremen erfolgen. Der eine Basedow-Kranke wird sich auf eine Psychotherapie beschränken. Der andere wird alles nutzen, was an energetischen Heilmitteln zur Verfügung steht, während ein dritter im Laufe von Monaten oder Jahren eine Kombination von schulmedizinischen und alternativmedizinischen Arzneien einsetzen wird, und das so lange, bis Heilung eintritt. Wichtig ist, dass sich der Betroffene immer wieder vor Augen führt, dass seine Krankheit heilbar ist.

Die individuelle Lösung liegt in dir selbst

Das Trauma der Schilddrüsenamputation wird von den Betroffenen mal besser, mal weniger gut verkraftet, weil manche eben den Morbus Basedow nicht als vom eigenen Leben abgelöstes Geschehen begreifen, sondern als Aufforderung, dieses seelische Leid aufzuarbeiten und damit die Krise überwinden zu können. Seelenarbeit wird nicht immer gewollt. Eine Operation kann gut sein, wenn sie eine Lösung aufzwingt und Narben schafft, die die seelische Wunde künftig isolieren, abkapseln. Manche Menschen wollen das, vor allem, wenn sie keinen Sinn darin sehen, seelische Traumata oder Konflikte zu bearbeiten und aufzulösen, beispielsweise weil sie zu gravierend waren und den Betroffenen im Rahmen einer Therapie aufwühlen und geschwächt zurücklassen. Oder weil die Menschen, die diese Prägungen, diese Verletzungen zugefügt haben, gar nicht mehr leben und die Beziehung mit ihnen deshalb auch gar nicht mehr sinnvoll bearbeitet werden kann. Oder auch, weil der Betroffene nicht in der Vergangenheit leben und die Zukunft darüber vergessen möchte. Das sind alles legitime Bedürfnisse.

Warum lehnen die meisten Menschen mit Morbus Basedow eine Operation instinktiv trotzdem ab? Der Ausbruch der Krankheit lässt sie spüren, dass die Zeit reif ist. Dass sie sich jetzt diesem Konflikt stellen können und sollen. Weil sie nun alt genug sind, stabil genug. Weil sie ihn bearbeiten und überwinden müssen, um ein erfülltes Leben nach eigenen Wünschen und Sehnsüchten führen zu können. Nicht zufällig tritt ein Morbus Basedow gerne nach der Formung der Erwachsenenpersönlichkeit auf, im Alter von 20 bis 40 Jahren, in einer Zeit der Ablösung von der Herkunftsfamilie und der Gründung der eigenen Familie. Es kommt alles emotional auf den Tisch, was früher war und was jetzt Bedeutung hat. Selbst Kind gewesen zu sein wechselt ab mit der Erziehung des eigenen Kindes. Man übernimmt insgesamt Verantwortung für sich selbst und in diesem Rahmen kann eine seelische Krise auftreten, die in einem Basedow mündet und über die Erfahrung dieser Krankheit aufgelöst und überwunden werden kann.

Neulich kam eine dreißigjährige Patientin mit Morbus Basedow zu mir in die Praxis. Sie war eine sehr intelligente Person, wie ich gleich spürte. Sie sprach akzentfrei, hatte sich in einer fernen Großstadt einen tollen Beruf erarbeitet, analysierte schnell, begriff alles auf Anhieb. Sie hatte eine starke Präsenz, war sehr bewusst, reflektierte mühelos. Es ist generell so, dass Basedow-Patienten nicht dümmlich sind, sondern ganz im Gegenteil. Wenn man eine Studie anlegen würde, welchen IQ Basedow-Patienten im Vergleich zur Durchschnittsbevölkerung haben, würde man über die Differenz zu den »Normalos« staunen. Es sind durchweg begabte Menschen, wacher und bewusster als ihre Mitbürger. Zudem sind sie alles andere als faul. Sie scheinen Trägheit als Charaktereigenschaft an sich überhaupt nicht zu kennen. Sie sind besser angezogen, legen Wert auf ihr Äußeres, haben eine gute Figur. Ihre medizinischen Befunde bringen sie meist selbst formschön am Computer aufbereitet und fehlerlos in Form einer Mappe mit in meine Praxis, die aussieht wie eine Bewerbungsmappe. Während andere Patienten bei der Frage nach den Befunden auf ihren Arzt verweisen, an dessen Namen sie sich oft ebenso wenig erinnern wie an das

Datum, an dem sie die entsprechende Praxis aufgesucht hatten, ist der Basedow-Patient in den allermeisten Fällen vorbereitet wie jemand, der sich gerade in einem Staatsexamen befindet. Er kennt die Daten, kann sie sortieren und ist sehr klar im Kopf, es sei denn die Schilddrüsenüberfunktion ist so ausgeprägt, dass er darüber wieder die Zusammenhänge verliert.

Basedow-Patienten sind nie teilnahmslos. Ganz im Gegenteil, sie sind eher mitfühlend und engagiert. Warum das so ist? Einerseits sind diese Menschen wohl schon so geboren. Hier mag es eine genetische Komponente geben. Dann hatten sie in den meisten Fällen ein bestimmtes forderndes soziales Umfeld und mussten sich schon früh behaupten. Sie haben Selbstbewusstsein und Eigenliebe nicht gerade in die Wiege gelegt bekommen. Zudem hat die Krankheit sie letztendlich innerlich aktiviert. Eine Schilddrüsenüberfunktion macht zusätzlich wach, aufmerksam und sensibel. Je aktiver die Schilddrüse, desto aktiver sind auch Geist, Körper und Seele. Eine gut funktionierende Schilddrüse bedeutet eine gute Versorgung jeder Körperzelle mit Jod, wodurch sich auch jeder Teilbereich menschlichen Erlebens entwickelt, und je mehr Jod in die Zellen einströmt, desto intensiver ist diese Form der Entfaltung. Das bewirkt auch, dass man sich als Mensch, der zu einem Morbus Basedow neigt, in seinen Anlagen weiter entwickelt als andere Mitmenschen. Dass man im Leben schneller als andere »ankommt«, was sehr wichtig ist, sowohl beruflich als auch privat. Das »Ankommen« ist das Resultat eines Reifungsprozesses, den manche zur Lebensmitte hin erleben. Für Menschen mit einem Morbus Basedow ist das meist ein Kinderspiel, allerdings können sie auch krankheitsbedingt über das Ziel hinausschießen und überreif werden, zu schnell denken, handeln und fühlen und dadurch im Leben das rechte Maß verlieren und im Rennen wieder zurückfallen. Es ist das Bild des hochbegabten Studenten, der brillant in der Wissensaufnahme ist und im Denken und Analysieren alle von sich überzeugt, und dann bei der Prüfung versagt, weil alles zugleich und auf mehreren Ebenen geschieht und das Brillante umschlägt in das Verstiegene, Unverständliche, Lächerliche. So kann jemand im akuten Stadium des Morbus Basedow auch die Liebe spüren, vor Liebe strahlen, leidenschaftlich empfinden und erleben, emotional alle Höhen und Tiefen mitmachen, bis ihn die Schilddrüsenüberfunktion auch hier überschießen lässt, das Gefühl übertreibt und lächerlich macht, und derjenige als Person plötzlich ängstlich wird, haltlos, klammernd, kindlich und emotional so schwankend, so dass er gar nicht mehr weiß, was er fühlt und wer er ist, der das fühlt. Der Betroffene wird sich in der Liebe fremd – und wird auch dem Gegenüber fremd.

Das Leben und das Erleben beschleunigen sich bei einer Schilddrüsenüberfunktion, und das macht auch Angst, kann Panik auslösen und einen Zusammenbruch aller seelischen Strukturen hervorrufen. Auf körperlicher Ebene stellt der Arzt dann im günstigen Fall eine Schilddrüsenüberfunktion fest, findet die Krankheit und bietet dem Betroffenen damit die Chance, diese Phänomene nicht als Geistes- oder Gefühlskrankheit, also als Psychose oder Neurose zu verorten, sondern zu sehen, dass all dies an der Schilddrüse und ihrem Funktionieren hängt und über eine Behandlung der Schilddrüse auch wieder zur Rückbildung gebracht werden kann.

Zurück zu unserer Patientin. Sie sah aus wie jemand, der einen Morbus Basedow hat. Meist sind es große, schlanke Personen mit weit geöffneten Augen und den Zeichen einer Leberbelastung im Gesicht: dunkle Ringe unter den Augen, Furchen, die sich zur Nase hin eingegraben haben, der Hals vorne leicht vorgewölbt von der vergrößerten Schilddrüse. Der Ultraschall zeigte das Organ etwa doppelt so groß wie normal und mit vielen dunklen Stellen, die auf eine Entzündung hinwiesen. Für mich war das ein klares Signal, dass eine Operation vorerst nicht infrage kam, obwohl es der Patientin bereits empfohlen worden war. Die Krankheit war vor einem Jahr aufgetreten. Damals hatte eine starke Überfunktion bestanden mit einem Antikörperspiegel TRAK um 20 Einheiten pro Liter (IU/ml). Die Patientin hatte Carbimazol in einer mittleren Dosis von 30 mg bekommen und gut vertragen. Seither hatte sich die Überfunktion völlig zurückgebildet und der TRAK-Wert war auf 9 gesunken, was also etwa einer Verminderung der Krankheitsaktivität um die Hälfte bedeutet, aber noch keine Heilung anzeigt. Sie hatte eines meiner Bücher gelesen und sich an mehreren Stellen bei der Schilderung von Basedow-Kranken erkannt: das kühle Elternhaus; die schwache Mutter, bei der es schon im Vorschulalter mitunter zur Rollenumkehr gekommen war und die Patientin als kleines Kind Verantwortung übernehmen musste, verständnisvoll sein musste und auf sich gestellt war; der ferne Vater, der die Familie früh verließ, weil seine Frau einen neuen Partner hatte. Das frühe Leben der Patientin diente der Selbstbehauptung, das spätere dem Erreichen des beruflichen Erfolgs. Sie war schon mit 16 Jahren finanziell unabhängig geworden, kämpfte um ihre Ausbildung, kam früh in den Beruf und machte dort Furore. Nun war sie 30 Jahre alt geworden und begann die Frage der Familiengründung und Partnerschaft innerlich ernsthafter zu bearbeiten. Zuvor war sie ganz mit der Selbstentfaltung beschäftigt gewesen. Jetzt kamen die Themen der Kindheit hoch. Wer bin ich als Frau? Wie möchte ich im Vergleich zu meiner Mutter sein und wie grenze ich mich von ihr ab? Vor allem aber auch: Was ist für mich mein Leben als Frau? Wie steht es mit Partnerschaft? Warum hatte bisher keine Beziehung zu einem Mann Erfolg? Warum hat es sich stetig wiederholt, dass der Mann kalt und fern ist und mich nicht stützt und trägt? Wie soll ich Mutter werden, wenn das nicht der Fall ist?

Der Morbus Basedow brach aus, als die Patientin einen beruflichen Auftrag hatte, der sie nicht zufriedenstellte. Ganz im Gegensatz zu sonst fiel anderen ihre Lustlosigkeit auf. Sie habe immer gegähnt und mit dem Handy herumgespielt. Ganz anders, als man sie kannte. Sie war nicht »sie selbst« gewesen. In dieser Zeit verliebte sie sich in einen Mann und ließ sich auf eine Fernbeziehung ein, die sich emotional immer weiter zuspitzte. Die Patientin, die bislang große Kraft und Selbstständigkeit verströmt hatte, wurde fast kindlich in ihrem Bedürfnis, rundum vom anderen versorgt, unterstützt und getragen werden zu wollen, und das so sehr, bis die Beziehung scheiterte. Sie war sich dabei selbst fremd geworden, vor allem aber auch allen anderen, die sie kannten, inklusive ihrem Partner. Im Grunde genommen hatte sie begonnen, das zu leben und zu bearbeiten, was sie als Vorschulkind empfunden hatte. Was damals ihre Sehnsüchte und Bedürfnisse gewesen waren. Der »Sinn« des Morbus Basedow war es nun, das Bewusstsein und die Gefühle der Patientin an die Oberfläche zu bringen, und zwar so drängend, dass sie jeden damit konfrontierte. So sehr, dass jeder Tag eine Achterbahn der Gefühle war. Der »Sinn« der Krankheit war es auch, die Leistungsfähigkeit und Leistungsbereitschaft der Patientin lahmzulegen und zugleich das Drängende der Seele offenbar zu machen. Dort, wo die Patientin so viele Jahre nicht gesprochen hatte und ihre Gefühle nicht leben konnte, nämlich auf Höhe des

Halschakras, jenes Energiewirbels, den die indische traditionelle Medizin auf Höhe der Schilddrüse verortet, wölbte sich die Drüse über den Luftwegen vor, vergleichbar mit der Fülle der Rede, die die Patientin auf einmal entwickelte. Sie wollte jedem alles sagen, jeden mit Sprache konfrontieren. Dabei entzündete sich die Schilddrüse, was aus naturheilkundlicher Sicht ein Zeichen seelischen Schmerzes ist, der offenliegt. So gesehen verstand ich die Erscheinungsform der Krankheit am Körperlichen, konnte sie aber auch im Seelischen nachvollziehen. Ich verstand auch, warum sich die Krankheit zum gegenwärtigen Zeitpunkt bereits im Rückzug befand, warum die Gabe von Carbimazol von anfangs 30 mg täglich schon nach einem Dreivierteljahr auf 2,5 mg reduziert werden konnte, und warum die Antikörperspiegel bereits sanken. Weil die Patientin eben erkannt hatte, dass die Lebenskrise, die sie erlebte, *nicht Folge, sondern Ursache* der Krankheit war. Weil sie nach dieser Erkenntnis damit begonnen hatte, alle, die es anging, miteinzubeziehen, klärende Gespräche mit der Mutter, mit dem Vater, mit dem Freund und mit Freunden führte. Eindrucksvoll fand ich, wie die Patientin einmal vor der Begegnung mit der Mutter mit einer Freundin ein Rollenspiel machte, bei dem sie der »Mutter« alles sagte, was zu sagen war, und die Freundin als »Mutter« mit ihrer eigenen Emotionalität auf diese Vorwürfe reagierte und dabei neue Verständnismöglichkeiten anbot. Stärker, als das die Mutter vermocht hätte. Die Folge aber war, dass die Patientin von nun an die Mutter besser annehmen konnte, und bei Besuchen nicht mehr voller Anspannung und Schmerz davonging, sondern in ihrer Seele erste Anzeichen von Frieden einziehen spürte. Als ich beim ersten Praxisbesuch der Patientin diese Abläufe hörte und diesen Einblick in ihre Situation gewann, beschränkte ich meine Empfehlungen auf eine Lokaltherapie der Schilddrüse, also entzündungshemmende Maßnahmen direkt am Körper, um den seelisch bereits gut ablaufenden Prozess zu unterstützen. Und ich wurde in meiner Annahme bestätigt: Der TRAK-Wert sank nach und nach weiter bis auf null und der Morbus Basedow war innerhalb eines halben Jahres zur Ruhe gekommen. Nicht »spontan«, sondern als Resultat einer Heilungsarbeit, die die Patientin selbst unternommen und erfolgreich zum Abschluss geführt hatte.

So gesehen ist die Schilddrüsenüberfunktion und die Basedow-Krise nicht in erster Linie eine Krankheit. Sie ist kein aus heiterem Himmel ausgebrochener Kriegszustand des Körpers, sondern Teil einer Entwicklung, einer Geschichte. Wer nur die Filmszene der Basedow-Krise erlebt, kann schnell zu falschen Schlüssen kommen und wird vielleicht auch das Agieren des Patienten gar nicht verstehen können und seine Sinnhaftigkeit falsch einschätzen. Nur wer die ganze Geschichte betrachtet – und diese beginnt in den meisten Fällen ja lange vor der Geburt des Patienten – wird erahnen, welche medizinischen Lösungen sich in der Gegenwart für diesen Menschen anbieten.

Im Fall dieser Patientin hatte man es mit einem Selbstläufer zu tun. Ein Großteil der Menschen mit Morbus Basedow hat leider nicht die Möglichkeit, solche Prozesse aktiv zu betreiben und selbstständig, aus eigener Kraft nach Heilung zu streben und sie auch zu bewirken. Ein großes Hindernis kann hier die soziale Einbettung werden. Manche Menschen sind beispielsweise autoritätsgläubig und tun das, was der Arzt ihnen sagt. Sie lassen sich »definitiv« behandeln und kommen danach vielfach in meine Praxis, weil sie merken, dass dieser Weg für sie nicht erfolgreich war. Sie bedauern die bisherigen Abläufe. Es mag aber auch viele Patienten geben, die nach einer Operation zufrieden sind, die Krankheit »losgeworden« zu sein. Es stellt sich bei jedem Patienten die Frage neu, wann der geeignete Zeitpunkt für Operation oder Bestrahlung gekommen ist – oder ob dieser je eintreten wird. Die »spontane Heilungsrate« bei Basedow liegt nach verschiedenen Schätzungen bei einem Drittel bis zur Hälfte der Fälle. Und das ohne jede kurative Maßnahme. Wenn also doch eine relativ gute Chance besteht, auch ohne Entfernung der Schilddrüse wieder gesund zu werden, sollte man als Betroffener da nicht lieber alles dazu tun, um durch eine konsequente, sanfte, heilende Therapie die Operation zu vermeiden?

Was können Sie also tun? Wenn Sie dieses Buch gekauft haben, suchen Sie offenbar nach Alternativen. Sie spüren selbst, dass das übliche Vorgehen in den Arztpraxen nicht ausreicht, um ihre Krankheit zu überwinden. Interessanterweise gleicht das naturheilkundliche Vorgehen beim Morbus Basedow dem der Schulmedizin. Wir setzen kühlende Arzneien ein. Nach den Prinzipien der Säfte- oder Elementelehre sind alle »kühlenden und trocknenden« Arzneien wie Schilddrüsenblocker, Betablocker, Strahlen oder sogar der chirurgische Eingriff bei einer »warmen und feuchten« Krankheit wie dem Morbus Basedow effektive Heilmittel. Das Ziel ist es, dadurch wieder ein harmonisches Mischungsverhältnis der Elemente der Natur in unserem Körper herbeizuführen. Es handelt sich bei der naturheilkundlichen Therapie um ein Überbleibsel der alten Heilkunst, die bis in das 18. Jahrhundert maßgeblich in Europa war. Und sie bewirkt beim Basedow durchaus häufig eine Heilung. Teile dieser Therapie als »spontan« zu bezeichnen und von einer »definitiven« Therapie abzutrennen, ist töricht. Nach der Elementelehre unterscheiden sie sich nur in ihrer Intensität. Der Vorteil der Tabletten ist es, dass ihr Eingreifen in die Schilddrüse rückgängig gemacht werden und dass ihre Dosis individuell angepasst werden kann. Die gefürchtete Nebenwirkung der Schilddrüsenblocker, die Leber oder das Knochenmark anzugreifen, ist auch mit der Elementelehre erklärbar. In der Leber brennt das Element Feuer und im Knochenmark wirkt das Element Luft. Beide sind warm, und wenn sie zu stark gekühlt werden, können sie verlöschen oder gefrieren. Nebenwirkungen gibt es also nach meiner Erfahrung nur durch Überdosierung, weshalb mit den relativ scharfen synthetischen Schilddrüsenblockern vorsichtig und umsichtig behandelt werden muss. Diese Erkenntnis hat mich bewogen, den Morbus Basedow sanfter und heilender behandeln zu wollen und dabei alles andere, was im Bereich der alternativen Medizin an kühlenden Heilmitteln bekannt ist, in der Therapie einzusetzen.

Ich habe vor Jahren damit begonnen, synthetische Schilddrüsenblocker immer dann, wenn es möglich ist, durch pflanzliche Schilddrüsenblocker zu ersetzen. Pflanzliches und Synthetisches unterscheidet sich vor allem durch die unterschiedliche Heilkraft. Einfach weil der Basedow-Kranke ein lebendiger Organismus ist, und der von einem pflanzlichen Organismus gebildete Schilddrüsenblocker eine Arznei darstellt, deren Wirkung über die chemische Ebene hinausragt. Ich habe außerdem vor Jahren die Lokaltherapie der Schilddrüse wiederentdeckt und bin auch bis zur Anwendung energetischer, vorwiegend homöopathischer Arzneien vorgedrungen, die noch vor einigen Jahrzehnten verpönt waren. Mittlerweile hat sich die Homöopathie ja in unseren Breiten sehr stark durchgesetzt, wird von der Mehrheit der Bevölkerung akzeptiert und angewandt, eben weil ihre Erfolge laut Erfahrungsmedizin über die Wirkung eines Placebos hinausgehen und sie tiefgründig heilend wirken kann. Wer diese segensreiche Kraft schon verspürt hat, wird über mangelnde naturwissenschaftliche Begründungen hinwegsehen können.

Vieles von dem, was ich heute beim Morbus Basedow verordne, hat sich in Zusammenarbeit mit meinen Patienten entwickelt. Ich habe im Laufe der letzten zehn Jahre tausende Fälle dieser Autoimmunerkrankung kennen gelernt und über mehrere Jahre behandeln können. Ich habe dabei gelernt, dass in der überwiegenden Mehrzahl auf eine »definitive Therapie« verzichtet werden kann, denn diese Autoimmunerkrankung kann und wird sich vollständig zurückziehen und ausheilen, sobald zielgerichtet und erfolgreich auf allen Ebenen Geist, Seele und Körper behandelt werden. Die wichtigste Erkenntnis dabei war, dass der Großteil der Heilungen durch einen Prozess eintrat, der von den Betroffenen gesteuert und durchgearbeitet wurde. Heilung ist im Grunde genommen eine Leistung der erkrankten Person, die dadurch möglich wird, dass sie in ihrem eigenständigen Tun Richtung und Unterstützung erfährt. Ermutigung, Hoffnung und klare Anweisungen, wie man als Betroffener gegen das Phänomen dieser Krankheit gezielt vorgehen, wie man sie bremsen, kühlen und abschwächen kann, spielen dabei eine große Rolle. Über die sanfte und nachhaltige Linderung der Beschwerden mit den verordneten Hilfsmitteln wird die Krankheit schließlich überwunden. Eine wichtige »Arznei« ist hier auch, Hoffnung zu schenken oder zuzulassen, anstatt wie in üblicher Manier durch böse und unrichtige Prognosen und Drohungen Betroffene einzuschüchtern im Versuch, möglichst viele davon einer »definitiven« Therapie zuzutreiben. Hier nutzen viele Ärzte den Nocebo-Effekt, den bösen Bruder des Placebos. Er kann, wie wissenschaftlich längst erkannt, Menschen krank machen und Heilungsabläufe verhindern. Warum tun diese Ärzte das? Wohl oft auch aus bester Absicht. Viele Ärzte glauben, dass nur eine Operation oder Bestrahlung helfen kann. Häufig tun sie es aber auch aus Trägheit, Scheu vor Verantwortung oder auch, und das nicht selten, aus finanziellem Interesse. Hier therapiert nicht der Arzt, der das Interesse seiner Patienten im Auge hat, sondern ein Arzt, der sich als kleines, willfähriges Rädchen dreht im Dienste des medizinisch-industriellen Komplexes.

Die Schilddrüse und ihre Funktionen

Nun möchte ich Ihnen dieses wunderbare Organ, die Schilddrüse, etwas detaillierter vorstellen. Es ist die größte Hormondrüse des Körpers und befindet sich vorne am Hals in der Umgebung der Luftröhre. Sie liegt direkt unter der Haut und ist mit den Fingern spürbar – fast so, als würde sie nur darauf warten, von unserer Hand wahrgenommen und ernst genommen zu werden. Sie wird wegen ihrer Form auch die »Schmetterlingsdrüse« genannt, und dieser Name passt zu der Empfindung, die sie uns verleihen kann. Wenn die Schilddrüse gut funktioniert, werden wir leicht und flatterhaft. Sie verleiht uns förmlich Flügel. Wir können mit ihrer Hilfe alle unsere Anlagen entfalten. Wir »leben«. Dieser Begriff hat etwas von der Leichtigkeit, die wir erfahren, wenn wir mithilfe ihres jodhaltigen Hormons beweglich werden. Es ist diese schöne Zeit nach der Bewegungsarmut und Schwere der Säuglingszeit, die uns erlaubt, das Stehen und Gehen und Laufen zu erfahren. Jene Zeit, in der wir flatterhaft, fast schwerelos und lustig sind, ein Kind geworden im wahrsten Sinne des Wortes, unbeschwert, neugierig, offen für die Welt. Diesen Zustand haben wir der Schilddrüse zu verdanken, denn sie ist es, die während der Säuglingszeit unermüdlich Jod verstoffwechselt und es an Aminosäuren gebunden hat. Damit ist dieses Alkalimetall der Meere für den Körper verständlich und benutzbar geworden. Jod konnte dadurch langsam und unermüdlich in jede Pore unseres Körpers eindringen und hat die Körperzellen stimuliert und aktiviert.

Das ist es letztendlich, was uns als Menschen unsere intellektuellen Gaben beschert und unsere stürmischen Gefühle und die Beweglichkeit in unseren Gliedern hervorgerufen hat, die wir Lebenslust nennen. Die Aufgabe der Schilddrüse kann an dem abgelesen werden, was wir erleben, wenn wir eine Überfunktion oder eine Unterfunktion haben. Im ersteren Fall wird unser Leben, unser Erleben, unser Handeln, unsere Sinnlichkeit, unser Bewusstsein beschleunigt und intensiviert. Das Leben wird schneller und schneller, bis wir merken, dass wir uns davon ausbrennen. Wenn die Schilddrüse unsere Körperzellen jedoch nicht ausreichend mit Jod versorgt, bleibt alles an uns unentwickelt, träge und schwach. Wir konservieren uns, wir schlafen – wir verträumen unser Leben.

Die Schilddrüse ist ein ziemlich schlaues Organ. Wenn wir den Körper mit Unmengen von Jod überschwemmen, bremst die Schilddrüse ihre Hormonproduktion, weil sie diese Fülle als Gefahr erkennt. Wenn wir aber ernährungstechnisch durch karge Zeiten gehen und nur sehr wenig Jod aufnehmen, verwendet sie diese Spuren an Jod immer klüger, wird immer sparsamer in ihren Produktionsabläufen, um auch noch das kleinste Jodatom für den Körper nutzbar zu machen. Bei lange anhaltenden Jodmangelzuständen vergrößert sich die Schilddrüse deshalb auch. Sie baut neue, noch bessere Fabriken in der Hoffnung, damit eine ausreichende Hormonproduktion erzielen zu können. Das Ergebnis: Wir bekommen einen Kropf, eine Struma, eine sichtbare Vergrößerung der Schilddrüse als Vorwölbung am Hals. Dieser Jodmangelkropf war früher die bekannteste und häufigste Schilddrüsenerkrankung überhaupt und ging einher mit Lebensabläufen, die karger und bescheidener waren als heute. Diese Menschen, oft Alpenbewohner, schienen emotional einfacher strukturiert, geistig weniger beweglich und stellten weniger Ansprüche an ihre Existenz. Wie hätten sie das auch tun sollen? Jodmangel traf hier mit einem Erlebnismangel in abgeschiedenen Bergregionen zusammen und die harten Verknotungen deuteten auch auf das harte, einförmige Leben hin, das man dort führte. Mir ist früh aufgefallen, dass Tiere in Alpenregionen trotz Jodmangel keinen Kropf haben. Anscheinend empfanden sie diese Gegend weniger langweilig und erstickend als viele Menschen, die dort hausten.

Dass die Schilddrüse viel autonomer und geschickter agiert als andere Organe und dass sie andere Organe auch über Hormonabläufe steuert, macht sie zu den bedeutendsten Drüsen des Körpers. So smart wie die Schilddrüse ist sonst keine Drüse im Körper. Die Schilddrüse zeigt in Notsituationen richtig Eigeninitiative und diese berechtigt sie auch dazu, anderen Hormondrüsen des Körpers zu sagen, was sie tun sollen. Auch das ist ungewöhnlich für ein sogenanntes Endorgan, einen Befehlsempfänger unter den Körperteilen. Hier hat die Schilddrüse den Status einer selbstständigen kleinen Spezialisteneinheit, einer Elitetruppe, könnte man fast sagen, deren Anweisungen von Hoden oder Eierstöcken, Gebärmutter und Prostata, und auch von der Brustdrüse befolgt werden. Denn diese Drüsen können nur dann funktionieren, wenn die Schilddrüse mit ihrem Hormon eine Grundfeuchtigkeit und Wärme im Körper bildet, den Humus, auf dem Geschlechtshormone überhaupt gedeihen können. Lässt die Schilddrüse in ihrer Aktivität nach, verblühen diese Blumen und Mann wie Frau gerät in einen Zustand, den man Klimakterium nennt. Sie werden alt vor dem Alter, mit allen Erscheinungen, die wir mit dem Alter assoziieren. Wir sehen dann alt aus und wir fühlen uns alt. Wir tun das aber nur, weil unsere Schilddrüse nicht funktioniert.

Die Schilddrüse zeigt ihre Intelligenz auch in ihrer Fähigkeit, dem Gehirn und dem übrigen Körper zuzuhören und dabei immer im Sinne des Gemeinwohls zu reagieren. Das Gehirn hat mit einem Botenstoff, dem TSH, die Möglichkeit, der Schilddrüse die klare Botschaft zu übermitteln, entweder mehr oder weniger Hormone zu produzieren, und das ganz fein abgestimmt von Minute zu Minute durch alle Biorhythmen des Tages, der Nacht und der Jahreszeiten hindurch. Der Körper hat feine Messfühler, mit denen er wahrnehmen kann, ob genug Jod in die Zellen gelangt. Er kann das dem Gehirn mitteilen und dieses spricht mit der Schilddrüse. Aber darüber hinaus gibt es auch die Möglichkeit für das Gehirn, durch eine Erhöhung von TSH der Schilddrüse die Botschaft zu geben, die Hormonproduktion zurückzustellen in Fällen, in denen beispielsweise durch Aktivität oder aufgrund klimatischer Bedingungen eine Überhitzung des Körpers ein Nachlassen der inneren Hitze als wünschenswert erscheinen lässt. Oder wenn eine Panikattacke die Angst- und Stresshormone aufgewühlt hat und davon ein ähnliches Zustandsbild entstanden ist wie bei einer Schilddrüsenüberfunktion: Herzklopfen, hoher Blutdruck, Schwitzen, Angst etc. Hier ist die Schilddrüse so intelligent, ihre eigene Produktion zu mindern und damit eine beruhigende Wirkung auszulösen, selbst wenn sie genau »weiß«, dass durch diese Störung und die Reaktion darauf auch die Jodversorgung der Zellen nicht mehr optimal sein wird.

Vielleicht die wichtigste Funktion der Schilddrüse ist es, uns überhaupt erst zu Individuen zu machen. Das kann gut oder schlecht sein, je nachdem, ob sie funktioniert oder nicht. Bei einer kranken Schilddrüse sind wir nicht die Menschen, die wir eigentlich sind, weil nicht nur die »Körperzellen«, wie wir das so allgemein formulieren, schlecht versorgt sind, sondern eben auch die Nervenzellen des Körpers, die unser Denken und Fühlen hervorrufen. Davon gibt es grob gesagt zwei Grundtypen. Die Nervenzellen des Gehirns sind für unsere intellektuellen Fähigkeiten zuständig, und die Nervenzellen im Bauch für unsere Gefühle. Unsere Instinkte, unsere Emotionen, unsere Ahnungen hängen an diesem »Bauchhirn«. Auch dieses zweite Gehirn benötigt in seinen Zellen eine gute Jodversorgung. Und darüber hinaus hat dieses Bauchhirn auch eine eigene Hormonproduktion – beispielsweise Serotonin oder auch Dopamin. Diese sogenannten Glückshormone sind wichtig, um das Grundgefühl der Zufriedenheit hervorzurufen, das wir zum Leben brauchen. Ohne die Schilddrüse liegen diese Zellen aber brach, wodurch sich eine Leere in uns einstellt. Die Hormonproduktion versiegt.

Doch auch die Hirnzellen sind überaus stark von einer gut funktionierenden Schilddrüse abhängig. Wenn diese nicht dafür sorgt, dass der Hirnstoffwechsel funktioniert, erscheinen wir dümmer und fauler, als wir eigentlich sind. Es ist unglaublich, was die Gabe von L-Thyroxin bei Menschen intellektuell und gefühlsmäßig bewirken kann, wenn über längere Zeit ein Mangel am Schilddrüsenhormon vorgelegen hat. Diese Menschen erwachen in jeder Hinsicht. Wo vorher Gleichgültigkeit und Depression regiert haben, gerät nun der Mensch wieder in Bewegung und entfaltet sich. Es ist ein Vorgang wie bei einer Raupe, die sich verpuppt hat und nun zum Schmetterling wird. Der Mensch, der aus dieser Verpuppung kriecht, ist der eigentliche Mensch, nämlich das, was in ihm gesteckt hat. Er konnte sich nur entfalten durch eine gut funktionierende Schilddrüse, die genau die fein abgestimmte Dosis an Hormon verabreichen kann, die dazu notwendig ist, so einen Vorgang der Entfaltung hervorzurufen.

Mit einer »definitiven« Therapie des Morbus Basedow geht also ein wichtiges Organ verloren. Ebenso können Tabletten bei guter Dosierung zwar einen gewissen Teil der Schilddrüsenfunktion ersetzen, diese Wirkung darf aber nicht überschätzt werden. Dem Körper Gewalt anzutun und ihm eines seiner wichtigsten Organe zu rauben, ist schrecklich genug, und die dabei entstehende Narbe auch kein kleines Problem unter energetischen Gesichtspunkten, von denen wir hier gar nicht reden wollen. Aber das wahre Drama der Operation beim Morbus Basedow liegt im Danach. Denn nur wenige Menschen bekommen nach einer Operation ungefähr die Schilddrüsenhormonmenge über ihre L-Thyroxin-Tablette, die sie wirklich brauchen. Das Resultat davon: Sie leben nur ein halbes Leben.

Wie entstehen Autoimmunerkrankungen?

Morbus Basedow ist eine Autoimmunerkrankung. Was bedeutet das? Wie das Wort Autoimmunerkrankung schon sagt, scheint sich hier das Immunsystem, das Militär des Körpers, das ursprünglich dafür aufgestellt wurde, um feindliche Eindringliche abzuwehren, an einer Art Bürgerkrieg zu beteiligen, bei dem Gewebe beschädigt und zerstört wird. Es gibt Fälle von Morbus Basedow, bei denen die Schilddrüse als Ruine übrig bleibt, nachdem sich die Krankheit ausgetobt hat. Auch kann Blindheit durch Basedow auftreten, aufgrund der Druckschädigung des Sehnervs. Da sei durchaus die Frage erlaubt: Warum macht ein Körper das? Vor allem: Welche Gewebe und Organe des Körpers können vom Rest des Körpers dermaßen als Feinde definiert werden?

Es gibt heute 60 bekannte Autoimmunerkrankungen. Die Wissenschaft schreitet fort, wird immer genauer. Vielleicht wird deshalb auch eher erkannt, was früher unter den Tisch gefallen ist. Trotzdem bleibt die Behauptung zulässig, dass es früher wohl keine oder nur sehr wenige dieser Erkrankungen gegeben hat. Autoimmunkrankheiten sind modern. Sie sind Ausdruck unseres westlichen Lebensstils, der auch die soziale Integrität längst aufgegeben hat. Es hat sich einiges geändert. Früher gab es ein Urvertrauen in Gemeinschaften, enge Familien, Sippen, Religionsverbände. Das ist so heute nicht mehr gegeben. Wir leben in einer Zeit, in der wir routinemäßig von unserer Umgebung als Gegner, vielleicht sogar Feinde erkannt werden – fast so wie Zellen in einem Organismus, in dem sie früher einmal einfach dazugehört haben, nun aber von Immunzellen angegriffen werden. Das heißt, dass Autoimmunerkrankungen im Grunde genommen nur ein Phänomen widerspiegeln, das sich in der westlichen Welt zum integrativen Bestandteil unseres Lebens in der Gesellschaft entwickelt hat. Einzelpersonen sind im Umfeld zunehmender Überwachung markierte Zellen geworden, die jederzeit dem Zugriff einer höheren Gewalt unterliegen können. Bei den Autoimmunerkrankungen betrifft dieses Phänomen vor allem die äußeren und inneren Oberflächen des Körpers, darüber hinaus aber auch die Leistungszentren wie die Leber, die Niere oder das Gehirn. Es ist meine therapeutische Erfahrung, dass Menschen mit Multipler Sklerose, bei der Gehirn- und Rückenmarkszellen von dieser Autoaggressivität befallen werden, mit Menschen verglichen werden können, die einen Lupus erythematodes oder ein Goodpasture-Syndrom haben, bei dem die Niere betroffen ist. Ebenso stimmen diese Menschen innerlich mit Patienten überein, die an den Autoimmunerkrankungen der Schilddrüse, dem Morbus Basedow oder einer Hashimoto-Thyreoiditis, leiden. In allen Fällen gibt es eine Lebenssituation oder einen seelischen Kernkonflikt, bei dem Grenzüberschreitungen zur »Organüberforderung« führten. Das Selbstbild des Organs, seine Identität, wird angegriffen und grundsätzlich infrage gestellt. Selbstzweifel sind die Grundlage dieses Mechanismus, weshalb es im seelischen Erleben eines Menschen nichts Schlimmeres geben kann, als von außen dazu gezwungen zu werden, eigene Gefühle, Gedanken oder Handlungen immer wieder infrage zu stellen. Sich selbst der Eigeninitiative zu berauben, kann hier sehr gefährlich werden. Diese Art von Zwang hindert den Menschen daran, ein selbstbestimmtes Leben zu führen und seine Gesetze nach dem zu gestalten, was er selbst für gut und richtig erkennt. Wer den kategorischen Imperativ von Immanuel Kant (»Handle so, dass die Maxime deines Handelns ein allgemeines Gesetz werden könnte.«) nicht leben kann, öffnet das Tor zu Krankheiten des Selbstzweifels. Denn es ist eine Grundbedingung des Lebens, dass jedes Organ im Körper zu seinem Recht kommen kann. Dass es als gut gilt, wenn es seine Funktionen wahrnimmt. Dadurch, dass die Menschheit eine klare Führung verloren hat, wie es früher der Glaube und eine stärker von Moralvorstellungen regierte Gesellschaft bieten konnten, und dadurch, dass von Seiten der Wirtschaft, die mehr und mehr Produkte verkaufen möchte, zunehmend starker Druck auf den Menschen ausgeübt wird, dieses oder jenes glauben zu müssen, kann es leichter passieren, dass der Einzelne die Orientierung verliert, sich selbst und die eigene Urteilskraft grundsätzlich als unzureichend empfindet und sich Halt suchend in Abhängigkeiten begibt, die dann zu tiefgehenden Enttäuschungen führen können.

Im Vergleich zu den anderen Autoimmunerkrankungen zeigt sich der Basedow als zerstörerisch. Er greift die Schilddrüse an, die nach einer Phase der Überaktivität als verbrannte Erde zurückbleibt. Damit erlischt auch die Möglichkeit, ein selbstbestimmtes, reichhaltiges Leben zu führen. Zudem greift der Basedow die Augen an. Wer zu schielen beginnt und wessen Sehkraft abnimmt, der hält die Spannung nicht mehr aus zwischen der Welt, so wie er sie sieht, und dem, was er sehen soll. Hier wird die über Antikörper vermittelte Schilddrüsenüberfunktion zum Bild eines getriebenen Menschen, der krampfhaft und mit zunehmender Verzweiflung versucht, das Steuer herumzureißen, um durch stärkeres Handeln und Bewusstwerden und durch heftigere Emotionalität die Welt so zu gestalten, wie er sie haben möchte. Der Betroffene beginnt, sich durch diese Überaktivität zu erschöpfen, um sich zurückziehen zu können aus dem Geschehen, und er fängt stattdessen an, durch ein Erkranken loszulassen und damit sich und seine Wünsche aufzugeben.

Menschen scheinen an Basedow zu erkranken, weil der Anspruch, den sie an die Welt stellen, in der Realität nicht erfüllt wird. Sie versuchen – metaphorisch gesprochen –, durch ihre Krankheit höher und weiter zu springen und schneller zu laufen, um ihre Ziele doch noch zu erreichen. Sie versuchen, Menschen zu ändern, damit Beziehungen so werden, wie sie es sich wünschen. Sie stellen sich den Anforderungen eines unmöglichen Berufs, den andere wohl schon aufgegeben hätten oder nachlässig ausüben würden, um durch höhere Mehrleistung es doch noch zu schaffen.

Der Morbus Basedow unter dem Mikroskop

Dass wir den »Basedow«, wie wir ihn in diesem Buch immer wieder einmal kurz nennen wollen, so ernst nehmen und bei seiner Diagnose sofort in Panik die Hände über den Kopf zusammenschlagen, hängt mit einer alten kollektiven Erinnerung zusammen an die schrecklichen Bilder ungenügend behandelter Fälle, die uns die Geschichte überliefert hat. Bekannt geworden ist diese Erkrankung in Deutschland spätestens seit dem Jahr 1840, als der deutsche Arzt Carl Adolph von Basedow sie unter dem Begriff »Glotzaugenkachexie« zusammenfasste. Es waren Menschen mit einer Schilddrüsenüberfunktion, deren Augen aus den Höhlen hervortraten und die extrem abmagerten, also »kachektisch« wurden und dann starben. Fünf Jahre vor Basedow hatte der Engländer Robert James Graves die Krankheit beschrieben, weshalb sie im englischen Sprachraum auch vorwiegend unter der Bezeichnung Graves Disease vorkommt. Aber es gibt noch zahlreiche andere Forscher, die sie mit ihrem Namen belegt haben, darunter Begbie, Flajani, Marsh oder Parry.

Die »Glotzaugenkachexie« ist heute glücklicherweise so selten geworden, dass auch in Fachkreisen der Begriff nicht mehr verwendet wird. Vereinzelt aber sieht man im Stadtbild noch Menschen, die mit hervorgetretenen Augen hektisch an uns vorbei hetzen. Der Basedow selbst ist eine sehr häufige Krankheit, jeder 30. von uns leidet daran. Und die Schilddrüsenüberfunktion, die meist zur Diagnose führt, gehört zum einfachen Internistenalltag. Meist dauert es in der Praxis dann zwar doch noch eine Weile, bis auch die Blutabnahme durchgeführt wurde, die eine Schilddrüsenüberfunktion beweist, und bis die Pharmazeutika greifen, die hier gerne für die Behandlung eingesetzt werden. Zu diesem Zweck werden die freien Schilddrüsenhormone im Blut bestimmt, das freie Trijodthyronin (fT3) und das freie Thyroxin (fT4), die dann im Krankheitsfall auf das Doppelte, mitunter das Zehnfache erhöht sind. So weiß der Arzt nicht nur, dass eine Schilddrüsenüberfunktion vorliegt, sondern auch, wie stark die Dosis der Gegenmittel angesetzt werden muss. Je stärker die Ausprägung der »Hyperthyreose«, wie sie auch heißt, desto höher werden die Schilddrüsenblocker dosiert und desto länger dauert es im Regelfall dann auch, bis wieder ein Normalzustand herbeigeführt werden kann. Ein weiterer Wert, der hier eine wertvolle Aussage liefern kann, ist das »Thyreoidea-stimulierende Hormon« (TSH).

TSH

Beim TSH handelt es sich um einen Botenstoff der Hirnanhangsdrüse, der bei Schilddrüsenüberfunktion niedrig ist. Es ist praktisch eine Botschaft des Gehirns an die Schilddrüse. Diese Botschaft lautet: Je höher ich gestiegen bin, desto größere Mengen Hormon sollst du bilden. Je stärker das TSH ansteigt, desto stärker wird die Schilddrüse zur Produktion von T4 angetrieben. Arbeitet sie hingegen übertrieben stark und überschwemmt den Körper mit Schilddrüsenhormonen, geht auch das TSH zurück. Unser Gehirn kennt einen Messfühler für Schilddrüsenhormone und wenn dieser zu stark gereizt wird, schüttet er einen Botenstoff aus, der die Bildung von TSH hemmt, und ihn zuletzt bis auf null drosseln kann. Unter null geht nicht, weshalb hier das Extrem erreicht ist, und das ist auch der Grund, warum wir überhaupt manche Schilddrüsenüberfunktionen als Krankheitsbilder behandeln müssen: weil der körpereigene Versuch der Regulation gescheitert ist. Das Gehirn kann der Schilddrüse nur sagen: Mir wäre es lieber, du würdest weniger arbeiten. Aber beim Morbus Basedow herrscht längst ein Ausnahmezustand, in dem solche sanften Botschaften nicht mehr wahrgenommen werden. Dieser Ausnahmezustand wird durch den TSH-Rezeptor-Antikörper hervorgerufen, der die Schilddrüse zur Geisel genommen hat. Mit vorgehaltener Pistole zwingt er sie dazu, möglichst große Mengen an Schilddrüsenhormonen herzustellen, und das, obwohl sie selbst unter der dabei entstehenden Hitze und Feuchtigkeit leidet.

Der »rote Alarmknopf« eines nicht mehr messbaren TSH geht übrigens auch an, wenn Sie dauernd Schilddrüsenhormone als Tablette zuführen. Hier handelt es sich allerdings nicht um eine Krankheit, sondern um eine effektive Therapie. Denn Sie wollen ja als Therapeut diesen Regelungsmechanismus des Körpers tatsächlich ausschalten, herausdrehen wie eine Sicherung. Und das können Sie, indem Sie ausreichende Mengen von L-Thyroxin medikamentös verabreichen. Aber auch dieses Vorgehen der Schulmedizin ist zwiespältig. Denn es nimmt dem Gehirn und dadurch auch dem Menschen ein Grundrecht. Es ist einfach normal für das Gehirn, Körpervorgänge steuern zu wollen und auch zu müssen. Mit der Gabe von Medikamenten wird diese Möglichkeit ausgeschaltet. Wenn Sie die Körpergemeinschaft der Zellen als Demokratie auffassen wollen, ist dies gleichbedeutend mit einem politischen Umsturz, der Entmachtung eines Parlaments. Therapie in diesem Sinn ist Besatzung mit der Gefahr, dass sich im Körper revolutionäre Zellen bilden, die einen Umsturz dieser Besatzermacht planen.

Beim Basedow liegt eine besondere Form der Schilddrüsenüberfunktion vor, nämlich eine schreiende, bunte Maximalversion davon. Hyperthyreose XXXL, könnte man salopp dazu sagen. Sie entsteht dadurch, dass der Körper einen Antikörper bildet, der gegen den Rezeptor für das TSH in der Schilddrüse gerichtet ist, jene Stelle, an der das TSH andocken möchte. Dieser Wert ist unter dem Kürzel TRAK bekannt.

TRAK

Das Akronym TRAK steht für Thyreotropin-Rezeptor-Antikörper. Der TRAK ist für den Basedow typisch und bezeichnet diese Krankheit. Verkürzt kann man sagen, dass fast jeder Mensch, der TRAK aufweist, an Basedow erkrankt ist, und dass die Höhe dieses Antikörpers uns sagt, wie schlimm es mit der Krankheit steht. Wenn der TRAK hoch ist, dann schwimmen jede Menge Antikörper im Blut herum, die sich in der Schilddrüse an jene Stellen heften, die eigentlich für das TSH bestimmt sind. Sie erregen diese Stellen. Die Folge: Es entsteht eine Schilddrüsenüberfunktion, die der Körper überhaupt nicht mehr steuern kann. Die Alarmglocken schrillen unablässig und die Schilddrüsenzellen produzieren in voller Fahrt Hormone in der Ansicht, sie müssten das, weil schließlich das Gehirn über seinen Boten TSH meint, das wäre auch notwendig. Doch diese Botschaft ist eine Täuschung. Es ist gar nicht das TSH, dessen Information empfangen wird, sondern es liegt eine Verwechslung vor, ein Missverständnis. Das Immunsystem des Körpers meint, einen

Stoff bilden zu müssen, der die Schilddrüse zu einer dauernden Leistung anhält und damit den Stoffwechsel aller Körperzellen befeuert. Und die Schilddrüse meint, dass ihr das Gehirn diese Überfunktion befiehlt.

Der TRAK-Wert ist also eine Metapher, ein Begriff in der Sprache des Körpers, der ins Deutsche ungefähr so übersetzt werden könnte: »Egal, was du selbst meinst, leisten zu wollen, du darfst dich nicht ausruhen, du darfst in deinen Anstrengungen nicht nachlassen, weil es sich von selbst versteht, dass du im Leben immer alles geben und mehr leisten musst als andere.« Wir erkennen hier in einem Eiweißkörper, den das Immunsystem bildet, die Umsetzung eines krank machenden Konflikts, den man im Leben von Menschen mit Basedow unweigerlich findet. Sie haben immer jemanden – seien es Eltern, ältere Geschwister oder Vorgesetzte –, der sie zu Höchstleistungen anspornt. Basedow-Kranke sehen sich ständig mit Forderungen konfrontiert, denen sie glauben genügen zu müssen. Es sind Menschen, die sehr stark mit ihrem Selbstwertgefühl kämpfen. Heilung kann hier nur passieren, indem der Betroffene erkennt und verinnerlicht, dass das Leben nicht für Leistungen da ist, sondern um gelebt und genossen zu werden. Dass er genauso viel wert ist, wenn er das Leben genießt und sich an den Dingen des Lebens erfreut.

Die beiden Autoimmunerkrankungen der Schilddrüse, die sehr häufig vorkommende Hashimoto-Thyreoiditis und der weit seltenere Basedow, unterscheiden sich vor allem dadurch, dass der Basedow eine hartnäckige Schilddrüsenüberfunktion zur Folge hat, während die Hashimoto gerne in der Unterfunktion landet. Es gibt Vermischungen dieser Krankheiten und ich sehe es häufig, dass ein Morbus Basedow in seinem Ruhezustand eine schwelende Entzündung beibehält, unter der sich die Schilddrüse verkleinert. Dann wird man ihn eine Hashimoto-Thyreoiditis nennen, selbst wenn noch geringe Mengen des TRAK-Wertes vorliegen. Das kommt in etwa 5 Prozent der Fälle bei der Hashimoto-Thyreoiditis vor. Es sind aber nicht die TRAK-Werte, die eine Überfunktion verursachen. Es sind inaktive Formen dieses Antikörpers, was laborchemisch nicht auseinandergehalten werden kann, wohl aber in der Wirkung, die am Patienten beobachtet wird. Und diese Wirkung ist beim Morbus Basedow eben, dass der Betroffene sehr schnell durch Gabe von Jod in die Überfunktion entgleist, was bei der Hashimoto-Thyreoiditis nicht der Fall ist. Deshalb ist Jod bei der Hashimoto meistens eine gute Sache, beim Basedow aber brandgefährlich. Das ist der wesentliche Unterschied zwischen diesen beiden Krankheiten, was im Alltag häufig verwechselt oder übersehen wird.

Die Symptome eines Morbus Basedow

Früher wurde die Diagnose eines Morbus Basedow gestellt, wenn Patienten eine Glotzaugenkachexie hatten, wenn sich also sich die Lidspalten erweiterten und die Augen aus dem Kopf herausgedrückt schienen und bis zu einem gewissen Grad auch waren, und wenn die Patienten stark an Gewicht verloren hatten. Kachexie wird medizinisch der Zustand genannt, in dem jemand nur mehr »Haut und Knochen« ist. Oft war die Schilddrüse bei diesen Menschen vergrößert. Wenn sie nach ihren Beschwerden gefragt wurden, berichteten sie über innere Hitze und Unruhe, über Herzklopfen, hohen Blutdruck, vermehrtes Schwitzen, Ängste und Schlaflosigkeit. Die folgende Liste gibt einen Überblick über gängige Symptome, die auf einen Morbus Basedow hindeuten.

Beschwerden bedingt durch eine Schilddrüsenüberfunktion

- Druck, Enge, Kloßgefühl im Hals
- Schluckbeschwerden
- Schlaflosigkeit
- Gereiztheit
- Nervosität
- Konzentrationsstörungen
- Vergesslichkeit
- »nahe am Wasser gebaut«
- Ängste
- Panikattacken

- Zittern
- Herzklopfen
- Herzrasen
- Herzrhythmusstörungen
- Vorhofflimmern
- Gewichtsverlust
- Heißhunger
- Bluthochdruck
- Schweißausbrüche
- Haut ist warm und feucht
- häufiger Stuhlgang
- Muskelschwäche
- Zyklusstörungen
- Unfruchtbarkeit

Mit dem 20. Jahrhundert gelang es, den Morbus Basedow als Krankheit zu definieren, bei der eine Schilddrüsenüberfunktion auftritt. Labortechnisch findet man erhöhte Werte der Schilddrüsenhormone freies Trijodthyronin (fT3) und freies Thyroxin (fT4). Das Thyreoidea-stimulierende Hormon (TSH) ist unterdrückt und gar nicht mehr messbar. Es ist ein Botenstoff des Gehirns, der die Schilddrüse zur Bildung von Schilddrüsenhormonen antreibt in Fällen einer Schilddrüsenunterfunktion. Das TSH wird beim aktiven Basedow nicht gebraucht, weil schon genug Hormone produziert werden. Zudem können noch Autoantikörper bestimmt werden. Wichtig ist der TSH-Rezeptor-Antikörper (TRAK). Geringe Mengen davon darf es auch bei anderen Krankheiten geben, doch wenn der Wert deutlich erhöht ist, beweist er heute die Diagnose Morbus Basedow und gibt auch den Grad der Aktivität der Krankheit an. Häufig ist noch der TPO-Antikörper (MAK) erhöht, der sich zerstörerisch auf das Schilddrüsengewebe auswirkt.

Im Ultraschallbild zeigen sich bei einem aktiven Basedow dunkle Bezirke der Schilddrüse, in denen Entzündung herrscht, und helle Verdichtungsstrukturen dort, wo die Entzündung schon länger stattgefunden hat und Narben entstanden sind. Die Durchblutung der Schilddrüse ist erhöht als Ausdruck der Entzündung. Es kann eine Szintigrafie der Schilddrüse gemacht und dort festgestellt werden, dass weit mehr von dem Tracer aufgenommen wird als bei Gesunden.

Beweisend für einen Morbus Basedow ist außerdem die Augenbeteiligung. Die aufgerissene Lidspalte, der nach vorne gedrückte Augapfel. Hinter dem Augapfel gibt es ein Bindegewebe, das offensichtlich aus Sicht des Immunsystems ähnlich beschaffen ist wie Schilddrüsengewebe. Wenn es Autoantikörper gibt, findet dort auch eine Entzündung statt und diese führt zu einer Schwellung, der endokrinen Orbitopathie.

Die endokrine Orbitopathie (EO)

»Endokrin« heißt übersetzt »im Blut«, die »Orbita« ist jener Bereich der Schädelhöhle, in den die Augen eingelassen sind, und »Pathos« ist das Leiden. Es handelt sich also auf Deutsch um eine Krankheit, die hormonell, also durch Botenstoffe im Blut, entstanden ist und die die Augenhöhlen befällt. Was aber ist mit »im Blut« gemeint? »Endokrin« bedeutet in der Sprache der alten Medizin nicht nur, dass die Krankheit vom Blut ausgeht, sondern dass sie von dem Element ausgeht, das im Blut herrscht: der Luft. Womit wir wieder bei dem gelandet wären, was Sie in diesem Buch über den Morbus Basedow aus naturheilkundlicher Sicht hören werden. Denn auch ein Arzt der alten Medizin im Griechenland vor der Zeitenwende hätte sofort gewusst, was wir mit einer EO meinen und dass sie zu den Beschwerden passt, die ein Basedow hervorrufen kann. Es ist davon auszugehen, dass die Empfehlung der Naturärzte von Pergamon in der heutigen Türkei, ein kaltes Moorbad zu nehmen und dann unbekleidet mehrmals um den Tempel zu laufen, bevor man sich gewaschen und getrocknet im Schlafsaal einwickelt, eine der kühlenden Maßnahmen war, von denen jeder an Basedow Erkrankte profitieren würde, vor allem, wenn man diese Maßnahme mehrere Jahre lang anwendet, wie das damals üblich war.

Fast alle Menschen, die an einem Basedow leiden, haben übrigens die Augenveränderungen, die man früher »Glotzaugen« nannte, wenn auch nur andeutungsweise. In einer Zeit, in der die Schilddrüsenüberfunktion medikamentös blockiert werden kann, sind die »Glotzaugen« zum größten Problem bei der Behandlung geworden, da sie auf eine einfache chemische Blockade der Schilddrüsenproduktion nicht ansprechen. Man merkt, dass das Auge insgesamt hervortritt, und kann das gut mit einer Messvorrichtung, dem sogenannten Hertel-Ophtalmometer, auf den Millimeter genau festhalten. Doch im Grunde genommen weiß jeder Betroffen auch ohne diese Apparatur, dass seine Augen hervorgetreten sind. Die meisten Patienten, die wegen eines Basedow zu mir kommen, erzählen mir, dass ihnen an sich selbst als erstes Krankheitszeichen auf Fotos ein anderer Blick aufgefallen sei. Die EO ändert den Blick, das Sehvermögen, aber auch das Aussehen des Gesichts. Bald ist dann auch das »Gräfe-Zeichen« registrierbar: Wenn Sie auf den Boden schauen bei normal geöffneten Augen, dann sieht man am Augapfel über der Pupille bereits das Weiße vorschauen. Manchmal sind es vom Schreck geweitete Lidspalten, die so etwas vortäuschen können. Bald aber haben sich die »Glotzaugen« voll manifestiert. Man sieht die Pupille an allen Seiten umgeben von Weiß. Trotzdem ist es gut, hier eine gründliche Vermessung durchzuführen. Denn auch Ängste und Hektik können dazu führen, dass Menschen mit Basedow wie »vom Schreck geweitete Lidspalten« haben, die allerdings noch keine EO darstellen. Die Augen sind nämlich nicht hervorgetreten, nur die Lider sind weiter aufgezogen. Man kann die EO auch im Ultraschall des Augapfels oder in der Kernspintomographie sehen. Auch die daraus resultierende Veränderung der Augenbewegungen ist messbar. All das zu messen, ist auch wichtig, denn im Grunde genommen entscheiden vor allem die Augenveränderungen, wie mit einem Basedow therapeutisch umgegangen wird, das heißt, ob und wie lange mit radikalen Therapien wie Cortison, Cyclosporin oder Bestrahlung noch abgewartet werden kann. Denn eine fortschreitende Erkrankung des Auges kann zur Beeinträchtigung des Sehens bis hin zur Blindheit führen. Letzteres kommt heute zwar extrem selten vor, weil es Ärzte nicht so weit kommen lassen. Aber hier liegt eine klare Grenze, denn die Bedrohung des Augenlichts gehört zu den schwersten Krankheiten, die wir uns überhaupt vorstellen können.

Wird das bei Basedow befallene Gewebe hinter dem Augapfel unter dem Mikroskop untersucht, findet man kleine weiße Blutkörperchen, die Lymphozyten, die jedem Menschen mit Autoimmunerkrankungen bekannt sind. Wenn es irgendwo schmerzt und man untersucht die Stelle unter dem Mikroskop, kann man diese weißen Blutkörperchen dort finden. Lymphozyten werden immer dann aktiv, wenn irgendwo im Körper ein Entzündungsreiz auftritt, beispielsweise durch eine virale Infektion. Unter den weißen Blutkörperchen gibt es große, die Granulozyten, die Gewebe auffressen. Dabei entsteht oft Eiter. Das ist nicht der Fall bei den Lymphozyten. Sie bilden entweder Antikörper, die wie Pfeile die Körperzellen markieren, oder Lymphokine, also Botenstoffe, die diese Körperzellen abtöten. Dabei entsteht dann keine innere Höhle mit Eiter, die sich entleeren soll, sondern was tot ist, wird mit Schleim zugekleistert, den Mucopolysacchariden, bevor es mit Bindegewebszellen ausgemauert wird. Das Endergebnis einer über Lymphozyten vermittelten Entzündung kann also nach langer Zeit eine harte Bindegewebeplatte sein, wo vorher ein lebendiges Organ war. Sehr dramatisch sieht man solche Folgen bei einer Autoimmunerkrankung des Bindegewebes, der Sklerodermie, die den Menschen durch dauernde Lymphozytentätigkeit im Bindegewebe über Jahre hinweg zunehmend in eine Art Marmorstatue verwandelt, die sich fast nicht mehr bewegen kann. Diese schleichenden Entzündungen bei Autoimmunkrankheiten verlaufen oft lange unbemerkt. Wenn sie allerdings in der Augenhöhle stattfinden, drücken sie das Auge bald hervor, weil hier einfach durch die knöcherne Umwölbung der Augenhöhle kein Platz mehr ist, außer der Weg nach außen. In manchen Fällen eines Basedow können Sie diese entzündlichen Vorgänge übrigens auch im Bindegewebe von Fingern oder Zehen beobachten oder auch im Bereich des Schienbeins, wo sie Verquellungen hervorrufen, das sogenannte Myxödem, ein Krankheitssymptom, das übrigens auch bei der Schilddrüsenunterfunktion aufgrund verschiedener anderer Ursachen vorkommt. (Daran erkennt man übrigens, dass ein Myxödem nicht bedeuten muss, dass hier eine Autoimmunentzündung vorliegt.) Eine scharfe Abgrenzung zwischen den autoimmunen Schilddrüsenkrankheiten Basedow und Hashimoto einerseits und den anderen Autoimmunkrankheiten, den »Kollagenosen« – dem Lupus erythematodes, der Sklerodermie, der Dermatomyositis oder der rheumatoiden Arthritis –, gibt es übrigens nicht. Alle Autoimmunerkrankungen sind miteinander verwandt, es gibt Mischformen und ein Bild kann ins andere wechseln. Besonders die Hashimoto ist bei einer Kollagenose fast der Regelfall, weil die verschiedensten Autoantikörper gegen Bindegewebe auch die Schilddrüse befallen und sie schleichend zerstören. Aus naturheilkundlicher Sicht ergeben sich hier mitunter Spuren, die erklären, warum sich mal ein Lupus herausbildet, der vor allem im Gesicht und an den Nieren seine zerstörerische Kraft entwickelt, und warum andere Menschen Gelenkentzündungen haben, die sie unbeweglich machen. Und dass die Schilddrüse auch bei diesen Erkrankungen so häufig und intensiv befallen wird, zeigt die große Bedeutung dieses Organs für die Ich-Organisation, die Selbstdefinition, das Handeln des Menschen.

Die Struma und der Kropf

Sie werden die Worte Struma oder Kropf als Basedow-Patient häufig in Befunden lesen. Gemeint ist damit eine von außen wulstig am Hals sichtbare Schilddrüse. Das Wort »Kropf« bezeichnet sehr schwere Krankheitsverläufe mit riesigen Schilddrüsen. »Kropf« kommt aus der gleichen indogermanischen Wurzel wie das Wort für Krampfadern. »Greup« hieß früher einmal: »sich krümmen«. Kropf ist also das Krümmen von Halsadern aufgrund einer Vergrößerung der Schilddrüse. Streng genommen dürften also nur solche Hälse als kropfig bezeichnet werden, bei denen auch Krampfadern auf der Schilddrüse oder um die Schilddrüse herum wachsen, ein Befund, der heute nur mehr extrem selten erhoben wird. Als ich in den 1980er-Jahren meine Ausbildung zum Mediziner machte, habe ich diese Kröpfe auf der chirurgischen Abteilung noch gesehen, aber in den letzten Jahrzehnten nicht mehr, weil seither viel früher und intensiver operiert wird.

Als Kropf wird aber auch eine Vorwölbung im Bereich der Schilddrüsenregion bezeichnet. Beim Morbus Basedow ist das normalerweise eine Schilddrüsenvergrößerung durch entzündliche Schwellung, weshalb die wahre Größe oft überschätzt wird. Eine normale Schilddrüse hat etwa ein Gesamtvolumen von 30 Milliliter Schilddrüsengewebe, wobei die Schilddrüsen von Frauen etwas kleiner sind als die gleichaltriger und gleich schwerer Männer. Ärzte unterteilen die Vorwölbung der Schilddrüse in verschiedene Grade:

Stadieneinteilung von Strumen

Struma I. Grades: Die Schilddrüse ist erkennbar, wenn Sie den Kopf zurücklegen.

Struma II. Grades: Die Schilddrüse ist bereits erkennbar, wenn Sie den Kopf normal halten.

Struma III. Grades: Die Schilddrüse hat ihre Nische in der Halskontur verlassen und ist so groß geworden, dass sie in umgebendes Gewebe vorwuchert.

Ausbruch, Verschlimmerung und konventionelle Heilung

Die typische Erkrankungssituation bei einem Morbus Basedow ist so: Eine Person wächst unter sozialen Umständen auf, die eine frühe Eigenständigkeit und Selbstverantwortung fordern. Sie hat eine Mutter, die mit ihrem Leben nicht so gut zurechtkommt; ein Vater fehlt oder kümmert sich nicht. Häufig wächst die Person in einer »Schilddrüsenfamilie« auf. Die Mutter hat beispielsweise eine Hashimoto-Thyreoiditis, die Großmutter musste wegen Schilddrüsenknoten operiert werden. Solche Schilddrüsenfamilien können heute gentechnisch schon recht gut bestimmt werden. Noch einfacher ist es, wenn bei allen Familienmitgliedern eine Ultraschalluntersuchung vorgenommen wird. Dabei stellt sich oft heraus, dass es in diesen Familien niemanden gibt, der eine makellose Schilddrüse hat. Diese größte endokrine Drüse ist in Schilddrüsenfamilien eine Schwachstelle, eine Achillesferse, und wenn sich psychosoziale Belastungsfaktoren addieren, reagiert als Erstes von allen dieses empfindliche Organ, das für Leistung und Selbstbestimmung und Entwicklung sowie für einen großen Teil des Gefühlshaushaltes verantwortlich ist. Deshalb kommen Schilddrüsenerkrankungen zumindest in unserer westlichen Welt vorwiegend bei Frauen vor. Die Schilddrüse ist der Sitz der Seele und diese ist es, die sich verhärten kann, wenn man sich zu weich oder zu schwach fühlt, oder die sich unter der Qual emotionalen Erstickens sogar entzünden und in schweren Fällen auflösen kann.

Die Schilddrüsenerkrankung beginnt beim Morbus Basedow früh. Es sind frühkindliche Prägungen der emotionalen Vernachlässigung, verbunden mit zu früh eintretenden und zu starken Anforderungen. Die betroffene Person muss früh Aufgaben erfüllen, die für ein Kind eigentlich nicht geeignet sind, muss früh erwachsen werden, wird nur geliebt, wenn sie einen Gegenwert bietet. Oft ist es eine kalte oder schwache Mutter, mit der die Person innerlich kämpft, um deren Liebe es ringt, mit der sie sich aber nicht identifizieren kann. Mangelndes Selbstwertgefühl wird bei diesen Menschen lebenslang mit Leistung, Genauigkeit bis hin zum Perfektionismus kompensiert. Man merkt das früh am Erscheinungsbild von Basedow-Kranken. Diese Menschen sind fast durchweg schlank, zeigen Haltung, sind sauber, gut gekleidet, beschreiben sich als Perfektionisten. Innerlich ist da schon in jungen Jahren die Empfindung, bald in das Erwachsenenleben und die Eigenständigkeit entfliehen zu wollen, gepaart mit der Angst vor einer eigenen Familie. Die Verantwortung für ein eigenes Kind scheint ihnen unendlich groß zu sein, eine Aufgabe, bei der sie das Gefühl haben, sie nicht erfüllen zu können. Der Kinderwunsch ist da und zugleich wird dieser immer weiter in die Zukunft verschoben. Dann, plötzlich, ist der Partner da, von dem sich die Person erhofft, er könne ihr bei der Aufgabe helfen. Die betroffene Person wird schwanger und im Rahmen der Schwangerschaft passiert etwas Ähnliches wie im folgenden Fall.

Eine Patientin um die 50 Jahre war vor zehn Jahren, also mit 40, das erste Mal schwanger und hatte das Kind verloren. Sie war selbst an einem schweren Virusinfekt erkrankt und dabei ging das Kind ab. Danach kam es zu einer Entzündung der Schilddrüse, die sich im Laufe der Jahre immer mehr verkleinerte. Hier hätte die Diagnose Hashimoto-Thyreoiditis gestellt werden können. Es waren schwere Jahre, in denen sich die Patientin und ihr Partner darum bemühten, ein Kind zu adoptieren. In dieser Zeit erkrankte die eigene Mutter an Alzheimer und wurde zunehmend pflegebedürftig. Der Mann war beruflich immer häufiger abwesend. Die Patientin konnte plötzlich nicht mehr arbeiten wegen Schwäche und Depression. Es wurde von Burnout gesprochen. Vor einem halben Jahr starb ihre beste Freundin, die ihre einzige verbleibende Stütze im Leben geblieben war. Danach ging es mit der Patientin rapide bergab bis hin zu jenem dramatischen Tag, als sie sich mit letzter Kraft zum Flughafen schleppte, um ihren Mann nach längerer Dienstreise abzuholen. Der fuhr mit ihr gleich ins Krankenhaus mit dem Verdacht auf Herzinfarkt oder einer hochgradigen Herzschwäche. Tatsächlich aber war es eine Basedow-Krise mit Schilddrüsenüberfunktion, Herzrasen und Panikattacken.

Ich konnte die Dramatik der Vorgeschichte der Patientin bereits bei der Ultraschalluntersuchung ihrer Schilddrüse erahnen. Die Schilddrüse war wie eine Landkarte der Seele, in der geschrieben stand, dass vor etwa zehn Jahren ein schweres Trauma passiert sein musste, bei dem eine Hashimoto-Thyreoiditis entstanden war. Daraufhin hatte die Größe der Schilddrüse deutlich abgenommen. Außerdem zeigten sich jetzt Honigwabenstrukturen als Ausdruck entzündeter Bereiche, um die herum narbige Verdichtungsstrukturen lagen. Die Schilddrüse sah aus wie bei einem Morbus Basedow. Aber es gab da eben eine Vorgeschichte, bei der man von einer Hashimoto-Thyreoiditis gesprochen hätte, einer Entzündung durch Autoimmunantikörper, bekannt als MAK oder TPO-Antikörper, die Teilchen, die sich an Schilddrüsenzellen heften, um sie zu zerstören, da sie als fremdartig empfunden werden, als Eindringlinge. Nun, da es zu einem Basedow-Schub gekommen war, waren auch TRAK vorhanden, die TSH-Rezeptor-Antikörper, und hatten aus der an sich milden Erkrankung ein bösartiges Geschehen gemacht mit heftigen, als lebensbedrohlich empfundenen Beschwerden. Darunter kann es bei manchen Betroffenen innerhalb weniger Wochen zu einer entzündlichen Schwellung des Gewebes hinter dem Augapfel kommen, bei dem die Augen vorquellen und der Sehnerv so stark geschädigt wird, dass Blindheit droht. Es gibt auch Einzelfälle, wo Basedow-Kranke im Schub gestorben sind, weil eine Jodvergiftung stattfand, manchmal durch Ernährung, mitunter auch, weil Ärzte bei Untersuchungen jodhaltige Kontrastmittel spritzten und es im Rahmen einer thyreotoxischen Krise zu einem Kreislaufversagen kam. Glücklicherweise sind das Einzelfälle, aber dramatisch empfunden wird die Überfunktion beim Basedow von den meisten. Es ist, als wären die Patienten aus ihrem Inneren ausgehebelt und ein anderer Mensch geworden: ein ängstlicher, zu Panik und Selbstzweifeln neigender Mensch ohne emotionale Stabilität, ein Halt suchendes Wesen, das sich weder auf seinen Geist, seinen Körper noch seine Seele verlassen kann. Alles schwimmt und dabei droht das soziale Gefüge auseinander zu geraten.

Autoimmunerkrankungen der Schilddrüse treten oft im Zusammenhang mit der Immunreaktion auf ein ungeborenes Kind auf. Es ist häufig so, dass bei Schwangeren Antikörper gegen Schilddrüsengewebe bestehen, was harmlos bleiben oder nach der Geburt eine leichte Schilddrüsenentzündung auslösen kann, die Postpartum-Thyreoiditis. Tritt nun aber ein großes seelisches Leid hinzu, kann es zu einem akuten Entzündungsschub kommen, von dem die ganze Schilddrüse erfasst wird. Man nennt das dann eine Hashimoto-Thyreoiditis, bei der sehr hohe Antikörperspiegel im Blut gefunden werden. So muss es bei unserer Patientin gewesen sein. Das seelische Leid war hier die Trauer über das Kind, das sie verloren hatte. Die Entzündung schwelte nach der Fehlgeburt fort in einer Zeit des Schmerzes und verkleinerte die Schilddrüse dabei sichtlich. Eine neuerliche Schwangerschaft wurde dann durch mehrere Faktoren verhindert: das zunehmende Alter und die Frage, ob man dem noch gewachsen wäre. Zusätzlich trat nun die Aufgabe hinzu, sich nun erneut um die eigene Mutter kümmern zu müssen. Damals als Kind war das bei unserer Patientin schon der Fall gewesen, wodurch sie früher erwachsen werden musste. Nun erlebte sie als ehemaliges Kind das »Kindwerden« der eigenen, alt und hilflos gewordenen Mutter. Zusätzlich traf die Trauer um das eigene im Mutterleib verstorbene Kind mit der Trauer um die liebste Freundin zusammen. Nicht zuletzt kamen die Schwierigkeiten bei der Suche nach einem Adoptivkind hinzu. Der Mut, eine Familie zu gründen, kam in dieser Zeit ganz abhanden und machte einer großen Schwäche Platz, deren Grundlage die Schilddrüsenschwäche und eine Unterfunktion war. Der Ehemann war beruflich stark gefordert und stand immer weniger zur Verfügung. Allein auf sich gestellt, musste die Patientin sich wieder wie einst als Kind zusammenreißen, mit sich und ihrer Trauer zurechtkommen, ihren Beruf und die Pflege ihrer Mutter bewältigen. Eine Hashimoto-Thyreoiditis war schwelend vorhanden und die Schilddrüse war nun jenes Organ, das am stärksten gefordert war. In dieser Phase entstand die Autoimmunerkrankung, bei der die Schilddrüse durch den Antikörper TRAK, der gegen den TSH-Rezeptor gerichtet ist, künstlich aktiv gehalten wird: der Morbus Basedow. Dieser Antikörper tritt gleichsam auf das

Gaspedal, mit dem jedes Atom an Jod, das über die Nahrung aufgenommen wird, sofort in Schilddrüsenhormon umgewandelt wird. So steigt die Aktivität des Menschen auf eine künstliche übertriebene Weise und versetzt ihn in eine hektische Betriebsamkeit. Bald entsteht aus der schwachen, kranken Schilddrüse ein Kraftwerk an Aktivität, das unter Mobilisierung der letzten Reserven eine Scheinblüte erzeugt. Diese mündet über kurz oder lang in einen Zusammenbruch, wie ihn die Patientin erlebte. In dieser Phase begannen sich die Augen bemerkbar zu machen, traten aus den Höhlen heraus, schmerzten. Der Psychologe erkennt hier die Überdehnung in einem Organ der Tatkraft, das eigentlich dazu dient, auch einen Blick auf die Dinge zu gewinnen. Da hätte erkannt werden können, dass die Patientin nicht in der Lage ist, diese Aufgaben noch wahrzunehmen. Dass sie noch nicht gesund, stabil genug ist, um die Gesunden, die Leistungsträgerin spielen zu können, die sich um andere kümmert. Da diese Erkenntnis nicht eintrat und nicht genug Eigenliebe vorhanden war, um sich um sich selbst zu kümmern, schaltete die schwelende Krankheit im Gefühl einer inneren Erstickung einen Gang hoch. »Running on empty« nennen das die Amerikaner recht treffend: Man macht weiter, wenn der Tank leer ist und der Motor eigentlich gar nicht mehr funktionieren dürfte. In dieser Situation ist es durchaus hilfreich, diesen Menschen zu sagen: Sie sind schwer krank. Sie können das jetzt gar nicht. Sie müssen erst mit ihrer Krankheit zurechtkommen, sich selbst versorgen und heilen. Und dann wird wieder die Zeit kommen, wo Sie solche Aufgaben wahrnehmen. Denn so etwas würden Patienten mit einem Morbus Basedow über sich selbst nie denken wollen. Sie würden immer wieder versuchen zu funktionieren und perfekt zu bleiben, zumindest so lange, bis eine starke

Krankheit auftritt, die sie außer Gefecht setzt. Diese Krankheit wäre beim Basedow das Herzversagen, also viel zu spät, viel zu drastisch. Klüger ist es, vorher zu bremsen, sich diese Schwäche einzugestehen, bevor sie zu stark geworden ist.

Den Makel, jetzt »auf krank zu machen«, können diese Menschen nicht ertragen und gehen lieber als vermeintlich Gesunde und Leistungsträger so weit, zu riskieren, an der Krankheit zu sterben, als diese Leistungen zurückzufahren. Dieser seelische Mechanismus muss durchbrochen werden, bevor gravierende Verläufe auftreten. Entweder sie sind dann wirklich tragisch oder sie fühlen sich zumindest tragisch, lebensbedrohlich an. So sagte auch die Patientin: Ich habe meinem Mann gesagt, ich sterbe, wenn jetzt nichts passiert. Erst dann konnte sie ärztliche Hilfe in Anspruch nehmen und nach Diagnose des Morbus Basedow mit der Behandlung beginnen.

Sobald diese Erkenntnis da ist und man sich helfen lässt, verbessern sich in den meisten Fällen auch die Augen. Weil man wieder klarer sieht. Aber dieser Begriff ist relativ. Erkennt die Patientin, dass ihr Mann ihr trotz aller Dramatik nur unzureichend hilft, dass er sich in dieser Hinsicht nicht wirklich ändern wird? Dass er den Beruf immer an erste Stelle stellen wird? Erkennt sie, dass ihr Bemühen um ihre Mutter ohne Antwort bleiben wird, dass sie nie so viel zurückbekommen wird, wie sie für ihre Mutter an innerer Kraft und Wärme eingesetzt hat? Wenn sie es erkennen sollte, wie viel davon kann sie ertragen, und bricht dann nicht alles in ihr zusammen? Ist es da nicht besser, sich weiterhin durch eine Schilddrüsenüberfunktion zu überdehnen im Versuch, die Quadratur des Kreises zu erzwingen?

Gefährliche Röntgenkontrastmitteluntersuchungen

Wenn Sie als Diagnostiker bei einer Röntgenkontrastmitteluntersuchung Millionen von Jodatomen mit einem Kontrastmittel über das Blut in eine Untersuchungsperson einschwemmen (bei einer Computertomographie oder einer Kernspintomographie werden gerne jodhaltige Kontrastmittel verwendet, um manche Körperstrukturen deutlicher darstellen zu können), reagiert der gesunde Körper eines Probanden in der Regel völlig gelassen darauf. Denn anorganisches Jod ist für ihn uninteressant, da es unverwertbar ist. Und wenn es in riesigen Mengen ins Blut gelangt, gibt es einen Schutzmechanismus, eine Art Notventil. Die Schilddrüse versperrt sich diesen riesigen Mengen von Jod völlig, macht einfach zu. Dieser Mechanismus wird der Wolf-Chaikoff-Effekt genannt. Der Körper scheidet das Jod genauso wieder aus, wie es eingeschwemmt wurde, und so kann es harmlos bleiben. Dies funktioniert allerdings nicht, wenn die Schilddrüse krank ist wie beim Morbus Basedow. Hier fällt der Wolf-Chaikoff-Effekt weg. Beim Morbus Basedow ist es deshalb eine Katastrophe, wenn Sie ein jodhaltiges Kontrastmittel verwenden. Eine Katastrophe – und ein Kunstfehler, muss man hier hinzufügen. Denn Sie lösen damit eine Schilddrüsenkrise aus, die aufgrund ihrer Massivität sogar im schlimmsten Fall zum Tod eines Menschen führen kann. In kürzester Zeit entstehen riesige Mengen von an Tyrosin gekoppeltem Jod und alle Körperzellen schleusen Jod in ihre Zellen ein, was eine unheimliche Hitze und Fieber und ein »Kochen« im Körper auslöst. Dies wird thyreotoxische Krise genannt, ausgelöst wird sie oft durch unbedachte ärztliche Maßnahmen, bei denen dem Körper von Patienten Untersuchungsmethoden zugemutet werden, die nebenbei bemerkt auch schon über hundert Jahre alt sind und nicht unbedingt dem letzten wissenschaftlichen Standard entsprechen.

Einige meiner Patienten brachten die Auslösung ihrer Krankheit mit so einer Kontrastmittelgabe in Verbindung. Doch diese Ansicht greift etwas zu kurz. Nur weil bereits ein Basedow in ihnen schlummerte, konnte er auch auf diese Weise ausbrechen. Ob hohe Mengen von Jod an sich Autoimmunerkrankungen der Schilddrüse bewirken können, steht für mich nicht abschließend fest, wird aber auch öfters behauptet. Glaubwürdig ist das meines Erachtens nicht und es ist auch nicht wissenschaftlich gesichert. Es gibt Studien, die überprüft haben, ob es nach der Jodierung von Lebensmitteln oder Tierfutter in betroffenen Ländern zu einem Anstieg dieser Schilddrüsenerkrankungen gekommen ist, und einige dieser Studien schienen diesen Schluss nahezulegen während andere keine Hinweise darauf gefunden haben. Ich meine, dass der Wolf-Chaikoff-Effekt für alle Menschen gilt, die eine gesunde Schilddrüse haben, und dass man aufgrund dessen nicht fürchten muss, dass höhere Mengen von Jod mit der Nahrung schädlich sein müssen. Eine amerikanische Studie kam sogar zu dem Schluss, dass sich der Intelligenzquotient der Bevölkerung seit der Jodierung deutlich verbessert hat, weil dadurch der Jodmangel effektiv verhindert wurde.

Für Menschen, die aber eine erbliche Veranlagung für Schilddrüsenkrankheiten haben, sollte feststehen, dass sie keine Röntgenkontrastmitteluntersuchungen mit jodhaltigen Stoffen durchführen lassen.

Die Radiojodtherapie

Anfang des 20. Jahrhunderts kam eine große Begeisterung für Röntgenstrahlen auf. Es ist aus heutiger Sicht – denken Sie nur an die Ängste, die wir heute vor Atomkraftwerken haben – eigentlich unglaublich, dass selbst noch in den 1940er-Jahren Uhren hergestellt wurden, deren Zeiger mit Radium bemalt waren. Radium leuchtet so schön im Dunkeln, es »phosphoresziert« wie Sterne am Nachthimmel. Man konnte durch Radium auf Ziffernblättern in einer Zeit, in der die Lichtverschmutzung noch nicht so groß war wie heute, jederzeit sagen, wie spät es nachts war, und das ohne zusätzliche Lichtquelle. Aber dass Radium eigentlich ein Radionuklid ist, das zerfällt und dabei eine Gammastrahlung ausschickt, die Krebs auslösen kann, hat man damals noch eher mit Achselzucken aufgenommen. Erst mit den Atombomben, die auf Nagasaki und Hiroshima abgeworfen wurden, und den daraus resultierenden schwersten Schädigungen von Menschen hat ein Umdenkprozess begonnen, der in den 1970er- und 1980er-Jahren in der Zeit der »atomaren Abschreckung« wie eine lähmende Furcht auf den Menschen lag und später die Energiewende mit der Abkehr von Atomkraftwerken eingeleitet hat.

Auch die Untersuchungen und Behandlungen, die in Krankenhäusern mit radioaktiven Substanzen durchgeführt werden, werden kritischer betrachtet. Es ist natürlich keine Kleinigkeit, wenn man als Untersuchungsmethode zur Vorbeugung gegen Krebs mit krebserzeugenden Röntgenstrahlen hantiert, wie es bei der Mammographie der Fall ist. Und wenn Sie als Frau das Pech haben sollten, einen Brustkrebs zu entwickeln, werden Sie wahrscheinlich sehr intensiv mit der Radiotherapie in Verbindung kommen und hautnah erleben, wie stark eine Hochdosis von radioaktiven Strahlen Körpergewebe schädigen kann, akut – und nach Jahren auch chronisch. Denn Radiotherapie ruft auch Krebs hervor, das lässt sich statistisch nachweisen. Schon bei der Diagnostik wird die Brust mit Röntgenstrahlen intensiv bedacht, umso mehr aber noch, wenn damit Tumorgewebe verkocht werden soll. Im Vergleich dazu scheint die Radiotherapie der Schilddrüse milder, aber der Unterschied ist nur quantitativ. Es wird leider immer noch viel zu wenig darüber nachgedacht, was Röntgenstrahlen für den Körper für Folgen haben könnten. Stattdessen wird sich bei der Analyse von Nebenwirkungen meist auf einen Nebenaspekt konzentriert: die Platzangst im »Strahlenbunker«. Da die Verwendung von Radionukliden gesetzlich reguliert ist und für die Bevölkerung eine Belastung ausgeschlossen werden muss, ist es notwendig, dass Sie sich bei der Radiojodtherapie für die Therapie einige Tage in Isolationshaft in einen von Bleiplatten umgebenen fensterlosen Raum begeben. Denn kurz nach der Verabreichung von radioaktivem Jod beginnt Ihr Körper es auch schon wieder auszuscheiden. Diese Ausscheidungen müssen in Behältern aufgefangen werden, damit sie nicht das Grundwasser oder andere Lebewesen im direkten Kontakt verseuchen. Diese Nebenerscheinung der Radiojodtherapie wird für freiheitsliebende Menschen mit Platzangst (das sind Basedow-Patienten ja im Regelfall) zumindest mental und emotional mitunter zur Hauptsache, wenn sie über diese Therapieform nachdenken. Aber die körperliche Belastung durch das radioaktive Jod ist weit höher anzusetzen. Es wird hier im Bereich des Halses gezielt ein Strahlenschaden gesetzt, der nicht nur die Schilddrüse zerstört, sondern auch umgebende Strukturen schwer beeinträchtigt. Und die Wirkung dieser Strahlung wird zwar auf die Schilddrüse konzentriert, aber der Gammaanteil der Strahlung streut natürlich in den gesamten Körper und kann überall Mutationen und dadurch Krebs auslösen.

Ihrem Körper wird bei der Radiojodtherapie ein ganz konkreter Schaden zugefügt, der weit über die Schilddrüse hinausgeht. Auch darüber muss gesprochen werden. Wünschenswert ist die Behandlung vielleicht als Effekt bei der Behandlung eines Basedow. Aber alle Gewebe, die im Einflussbereich des Schnellfeuers an ionisierender Strahlung liegen, das von nun an durch das radioaktive Jod aus der Schilddrüse heraus stattfindet, erfahren völlig unschuldig diese Folgen einer Vernichtungsstrategie. Sie sind der Kollateralschaden eines Bombenkriegs, über dessen Ausmaß man sich trefflich streiten kann. Die Gammastrahlen in dem Radionuklid verseuchen den ganzen Menschen und auch alle anderen Menschen in seiner Umgebung, weshalb jede Art der Krebserkrankung, die radioaktiv behandelte Menschen im Laufe ihres Lebens vielleicht noch entwickeln, im Verdacht steht, durch die einst erfolgte Radiojodtherapie ausgelöst worden zu sein. Und es gibt zusätzlich noch die beim Zerfallsprozess der Atome frei werdenden Alphastrahlen und Betastrahlen, die vor allem die nächste Umgebung betreffen und im Bereich des Halses über viele Jahre hinweg entzündliche Reaktionen, Verhärtungen und eben auch Tumore zur Folge haben können.

Vergleichen Sie die Radiojodtherapie mit hohen Werten an Antikörpern, die die Schilddrüse angreifen (MAK und TAK), wird offensichtlich, dass eigentlich diese Autoantikörper (wie oben schon kurz erwähnt) genau dasselbe bewirken wie die Bestrahlung – ohne die schädliche Nebenwirkung einer möglichen Mutation. Denn auch die Antikörper zerstören Schilddrüsengewebe oder Speicherhormon – bleiben aber in ihrer Wirkung im Wesentlichen auf die Schilddrüse beschränkt. Das lässt die Frage zu: Ist es da nicht besser, möglichst lange mit einer Radiojodtherapie zu warten und eher darauf zu setzen, in einer sanften Therapie den TRAK zu senken und den MAK und den TAK einfach so hoch zu lassen, wie sie sind, bis sich die Schilddrüsenüberfunktion gelegt hat? Es wäre genau der Effekt, den eine Radiojodtherapie hat, vielleicht nicht ganz so schnell, aber genauso gut messbar im Nachlassen der Schilddrüsentätigkeit. Und es ist anzunehmen, dass in dem Moment, in dem die Krankheit zum Erliegen kommt, auch diese Antikörper absinken werden, die ja den direkten Versuch einer Selbstheilung darstellen. Auch unter diesen Gesichtspunkten wäre eine abwartende Haltung beim Morbus Basedow also sinnvoll. Leider ist es aber gerade im Gegenteil so, dass Menschen mit Basedow sehr schnell zu Operation und Bestrahlung gedrängt werden mit dem Argument, das wäre förderlich für die Heilung. Aus meiner Sicht ist das genaue Gegenteil der Fall. Abwarten ist in den meisten Fällen besser. Wenn es gelingt, mittels Schilddrüsenblockern einen stabilen Zustand zu erreichen, kann man ruhigen Gewissens darauf warten, dass MAK und TAK ihre segensreiche Wirkung für den Basedow-Kranken entfalten.

Tatsächlich kenne ich aus meiner eigenen Praxis mittlerweile zahlreiche Verläufe, in denen es genau so gekommen ist. Wenn der TRAK einmal zu sinken begonnen hat, helfen MAK und TAK bei der Bekämpfung der Schilddrüsenüberfunktion und führen zu einer Stabilisierungsphase. Deshalb richten sich meine Heilversuche vor allem darauf, bei einem Patienten mit Morbus Basedow den TRAK zu beobachten. Denn der TRAK ist der Gegner, mit dem wir es hauptsächlich zu tun haben. Ihn zu senken, bis er nahezu oder ganz auf null gekommen ist und diese messbare Verbesserung mit dem Befinden des Patienten zu vergleichen, ist das Hauptziel meiner Behandlung.

Die Erfolgsquote der Radiojodtherapie bei der Behandlung des Basedow wird bei der Erstbehandlung mit fast 90 Prozent und bei der Wiederholungsbehandlung mit 100 Prozent angegeben. Erkauft wird diese sensationelle Wirksamkeit aber mit zwei schwerwiegenden Problemen. Das erste: Man gibt 200 bis 300 Gray starke Herddosen von radioaktivem Jod-131. Der ganze Körper bekommt dabei 30 bis 40 Millisievert (msV) an Strahlenbelastung ab. Durch kosmische und terrestrische Strahlung bekommt jeder von uns im Jahr etwa 0,6 msV mit, was als normal gelten darf. Eine Radiojodtherapie verdoppelt also – auf das gesamte Leben hochgerechnet – die Bestrahlung, die Sie sonst im Leben aufgrund natürlicher Belastungen erfahren. Das ist keine Kleinigkeit! Wie viel Strahlung ein Mensch verträgt, kann pauschal zwar nicht gesagt werden. Bekannt ist aber, dass bei einer Verdopplung der Gesamtbestrahlungsmenge Krebs messbar häufiger auftritt. Diese Rechnung gilt ja auch nur, wenn Sie nicht zu viele Flüge absolvieren, die Sie dem Kosmos näher bringen, oder sich nicht zusätzlich häufig medizinisch untersuchen lassen. Röntgenstrahlen, vor allem bei der Computertomographie, jagen diese Werte natürlich in die Höhe, und zwar in Bereiche, die nicht mehr verantwortet werden können. Dummerweise achtet keine staatliche Bürokratie darauf, wie viel Strahlung Sie effektiv erlitten haben. Das müssen Sie schon selbst wissen, denn auch ein »Röntgenpass« hält nur einen Bruchteil der wahren Belastung fest.

Das zweite Problem: Der »Erfolg« der Radiojodtherapie wird dadurch gemindert, dass sich zwar der Basedow in seiner Erkrankungsintensität zurückzieht, sich in nahezu allen Fällen aber nach der Behandlung eine Schilddrüsenunterfunktion einstellt, die lebenslang mit Schilddrüsenhormonen behandelt werden muss. Die Feineinstellung der Hormone über eine Tablette nach dem Bedarf des Körpers ist aber fast unmöglich, weshalb Sie damit rechnen müssen, dass an manchen Tagen mehr Hormone oder eben zu wenige im Blut vorhanden sind, als Sie gerade brauchen, und dass Sie dementsprechende Schilddrüsenüberfunktions- oder -unterfunktionsbeschwerden entwickeln können. Glücklicherweise bietet hier die ganzheitliche Behandlung mit der Umstellung auf Schilddrüsenextrakt oder der Einsatz von energetischen Formen von Jod in den meisten Fällen effektive Abhilfe.

Die Stimme als Diagnosewert

Der Rückzug der Krankheitsintensität des Morbus Basedow kann nicht nur anhand von Laborwerten, sondern auch an anderen Kriterien gemessen werden. Das wichtigste davon ist die Stimme. Die Stimmlippen sind räumlich nur knapp über der Schilddrüse angesiedelt und der Kehlkopf und seine Funktion werden stark von Vorgängen im vorderen Halsbereich beeinflusst. Liegt hier eine starke Entzündungsaktivität vor, verhärtet das die Muskulatur und die Stimme klingt automatisch gepresst. Entspannt sich die Lage, verbessert das die Funktion der Stimmmuskulatur und die Stimme klingt reichhaltiger und sinnlicher. Viele Patienten betreue ich über das Telefon, das heißt, wir kommunizieren im Wesentlichen über unsere Stimmen. Dadurch habe ich gelernt, mich in den anderen einzuhören und einzig und allein am Klang der Stimme und der Art des Sprechens die Fortschritte in

Richtung einer Heilung abzulesen. Hier wird Genesung akustisch messbar, direkt hörbar. Diese Veränderung betrifft nicht nur den Kehlkopf, sondern auch das Gehirn des Menschen. Im Basedow-Schub sprechen die meisten Menschen gedrängt und ängstlich und sind unkonzentriert. Kommt die Krankheit zur Ruhe, merkt man, dass die Stimme weicher und ruhiger wird, und auch der Mensch als Ganzes wird wieder schwingungsfähig und klar. Er richtet sich nicht mehr auf einzelne Themen aus, sondern öffnet sich wieder für verschiedene Emotionen und Gedanken. Er kann auch wieder zuhören, er kann dadurch auch die Belastungen des Alltags viel besser ausgleichen und in sein inneres Erleben integrieren. Diese Veränderung hört man und sie ist sehr angenehm zu hören. Für einen Therapeuten gibt es prinzipiell nichts Angenehmeres, als mit Menschen umzugehen, die wieder in ihre Mitte gekommen sind – und dass sie das sind, kann man am Klang ihrer Stimme ablesen.

Ganz anders sieht es aus, wenn Sie mit Menschen sprechen, die gerade eine Bestrahlungsbehandlung hinter sich haben. Hier kann sich die Starre stark verfestigen, die vorher durch die Entzündung durch Autoantikörper bedingt war. Durch den Strahlenschaden ist nun das Gewebe erneut entzündet und vernarbt. Die Stimme leidet zudem an einer gewalttätigen Behandlung, was zu einer seelischen Starre führt. Es ist fast so, als würde man mit Kriegsveteranen umgehen, mit Menschen, die an vorderster Front gestanden haben. Man freut sich, dass sie überlebt haben, fragt sich aber, wie sie das geschafft haben und was von ihnen wirklich überlebt hat. Vielleicht kennen Sie noch aus eigener Erfahrung diese früheren Soldaten, die im 2. Weltkrieg gewesen waren. Vielleicht ist Ihnen diese Wortkargheit und Starre begegnet, die den meisten von ihnen eigen war. Vielleicht haben Sie die in diesen Menschen schlummernde Gewalttätigkeit gespürt. Die Neigung dieser Menschen, durch Alkohol oder ein aufgesetztes Lustigsein das abschütteln zu wollen, was sie im Krieg erfahren mussten. Über diese Aspekte wird generell nur wenig gesprochen, da man gerade in medizinischen Dingen um »Sachlichkeit« bemüht sein möchte. Dabei wird übersehen, dass Starre und Festigkeit ein Krankheitsphänomen an sich sind. Gesundheit ist so etwas wie die ruhige Schwingung eines Menschen, ähnlich einem Teich mit ruhiger Wasseroberfläche. Jeder Stress, jede Belastung, jedes Leid ruft eine Veränderung dieses Zustands hervor, eine Verkrampftheit und Starre. Diese Reaktion ist Teil der Krankheit. Will man die Krankheit abschütteln und zurückkehren in die Unberührtheit und das Schwingen eines gesunden Organismus, muss auch die Therapie etwas Weiches, Anpassungsfähiges und Schwingendes aufweisen. Das ist der Grund, weshalb ich so vehement gegen die Aggressivität und Starrheit vorgehe, die von ärztlicher Seite in Bezug auf den Morbus Basedow angewandt werden. Denn besonders für die Schilddrüse, dieses Organ des emotionalen Schwingens, das durch eine Autoimmunerkrankung angegriffen wird, ist zu fürchten, dass sich Heilung nicht durch Arzneien einstellen kann, durch die sich die Starrheit verstärkt. Das gilt einerseits natürlich für die Operation, bei der ein krankes Organ einfach entfernt wird, weshalb höchstens eine Defektheilung möglich wird. Es gilt aber auch für die Bestrahlung, deren Hauptfolge eine Erstarrung der Halsgewebe ist. Hier wird die Schilddrüse von neuer Bindegewebebildung eingeschnürt und erdrosselt.

Die Themen »Erstarrung« und »Aggressivität« gehen aber noch weiter. Auch das Verhalten medizinischer Institutionen ist nur selten dazu angetan, Menschen mit Basedow Vertrauen einzuflößen und zu heilen. Mangelnde Schwingungsfähigkeit gilt für viele Menschen auch heute noch vielfach als Handlungsfähigkeit und Ausweis fachlicher Kompetenz. Wenn es in Praxen nach Desinfektionsmitteln riecht, glauben die Menschen, dass ihnen hier geholfen werden kann. Deshalb sind auch schon die Organisationsstrukturen von Arztpraxen und Krankenhäusern vor allem darauf ausgerichtet, durch Starrheit und Härte Eindruck auf ihre Kunden zu machen. Das lustigste Requisit dafür ist der weiße Kittel und die lustigste Reaktion des Kunden darauf der »Weißkittel-Effekt«: eine Blutdruckkrise, hervorgerufen durch Stresshormone im Rahmen der peinlichen Prüfung Blutdruckmessung. Die »weißkittelartige« Einrichtung einer Praxis, eine Sinfonie aus weißen Oberflächen, Metall und Schwarz, dem mit weißen Kitteln ausstaffiertem Personal und den »weißkittelartigen« Umgangsformen – all das wirkt ungemein kompetent dadurch, dass eine kämpferische Grundhaltung signalisiert wird. Hier wird der Basedow sein Waterloo erleben, so die Botschaft in dieser paramilitärischen Umgebung, im Streufeld der Strahlenkanone. In ihren Schusswinkel gerät leider aber auch oft der Patient selbst, als Ganzes, der Leidende, der in der sozialen Hierarchie der Praxis an unterster Stelle steht und dem deshalb auch alles zugemutet werden darf. Überfallartige Blutabnahmen, obskure Untersuchungen, dazwischen langes Warten auf harten Stühlen, die nur eine gedemütigte und entmündigte Haltung zulassen, die eines Bittstellers, der zuletzt von eiligen Göttern abgewiesen und wieder hinaus auf die Straße geschickt wird. All das wirkt aggressiv, fährt in die weichen emotionalen Flanken des Kranken und führt zu Erstarrungsreaktionen. Aber auch die Wahl der Waffen beim Einsatz der Heilmittel dieser Weißkittelmedizin reduziert sehr stark die Größe des Placeboeffekts, den wir ja alle für jede Form der Heilung brauchen. Und die Demütigung, die der ganze Mensch als Kranker erfährt, erlebt auch das kranke Gewebe, das den Patienten zum Arzt geführt hat. Es wird gestochen, zerschnitten, herausgerissen. Das kann mal angebracht sein, das will ich gerne zugeben. Oft aber ist es das nicht und dann wirkt dieses Vorgehen fatal. In den Fällen, in denen es nicht angebracht ist, wird die Therapie zum Hauptfeind jedes Heilungsvorgangs. Nicht nur der Mensch als Ganzes nämlich braucht gute Worte und Hoffnung, sondern auch die kranke Schilddrüse bei Basedow verlangt im Grunde genommen nach einer Therapie, die sie »versteht« und von der sie sanft angeleitet werden kann. Verhält sie sich im Hyperthyreose-Schub unverständig und ist selbst »brutal«, »aggressiv« oder »böse«, kann die Arznei in der Intensität natürlich ähnlich »stark« und auch »gewalttätig« sein, schon um Waffengleichheit herzustellen, um als Gegner überhaupt ernst genommen werden zu können. Damit sind aber niemals Drohungen des Arztes gemeint, was alles schiefgehen könnte. Krankheit erfordert eine klare Führung. Dazu gehört das Positive, die Aussage, dass die Krankheit heilbar ist und auch heilen wird, sofern man sich ernsthaft darum bemüht. Aber zu milde darf dann mit den Arzneien auch nicht begonnen werden. Wenn sich gerade ein Basedow-Schub austobt, bleibt die Verschreibung eines sanften mineralischen Schüßler-Salzes schlicht wirkungslos. Ähnlich ist ein TRAK-Wert um 30 Einheiten je Milliliter Blut (IU/ml) zu sehen. Hier wird nicht mit Schüßler-Salzen behandelt und sonst alles beim Alten belassen, sondern hier muss der Leidende dem »Feind« die Jodzufuhr konsequent abschneiden, indem er jede Exposition vermeidet. Und er muss Schilddrüsenblocker nehmen, um die Jodkarenz effektiv zu machen, und zwar so lange, bis die Schilddrüsenwerte in die Unterfunktion gehen, und damit das Zeichen gesetzt wurde, dass der Basedow mit sich »reden« lässt.

Auch dieses Vorgehen ist hart und konsequent, »tough love«, wie das im Amerikanischen heißt. Es kann gelindert werden, indem nebenher auch sanfte, angenehme Behandlungsformen eingeführt werden. Dazu gehören vor allem die Schilddrüsenmassage und die Anwendung von Wickeln, aber auch energetische Arzneien, vor allem aus dem Bereich der Homöopathie. Und dazu gehört die Suche nach dem wahren, reichhaltigen Klang der Stimme, was durch Sprech- oder Gesangsübungen – durchaus auch mit Unterstützung des Logotherapeuten –, aber auch über die Anwendung von Klängen über Klangschalen und Therapien des Halschakras erreicht werden kann, worauf später noch eingegangen werden soll.

Fehldiagnosen

Sie fragen sich womöglich, woher Sie überhaupt wissen, dass Sie einen Morbus Basedow haben. Irgendein Arzt hat meistens die Diagnose gestellt, so schlicht ist die Antwort. Das heißt aber nicht, dass die Diagnose auch stimmt. Hier passieren nicht selten Irrtümer. Der häufigste Fehler ist der, den Morbus Basedow mit der Hashimoto-Thyreoiditis zu verwechseln. Beides sind Autoimmunerkrankungen der Schilddrüse. Besonders bei einem massiven ersten Schub der Hashimoto-Thyreoiditis kommt es mitunter zu einer erheblichen Überfunktion der Schilddrüse. Doch das ist nur ein Scheingefecht. Die Überfunktion entsteht dadurch, dass die Zerstörung der Schilddrüsenzellen Hormone ins Blut freisetzt. Kaum ist diese akute Phase vorüber und kaum sind die Hormone abgebaut, merkt der Betroffene erst, dass er es nun eigentlich eher mit dem Gegenteil zu tun hat, nämlich einer Schilddrüsenunterfunktion. So ist die Hashimoto eher eine Erkrankung, bei der Schilddrüsenhormone gegeben werden, und der Basedow ist eine Krankheit, bei der die Hormonproduktion blockiert wird. Fatal ist es da, wenn ein Arzt von einem Basedow sprach und mit Schilddrüsenblockern anbehandelt hat und Hashimoto-Patienten dadurch in eine heftige Schilddrüsenunterfunktion kommen und darunter so lange zu leiden haben, bis jemand den Fehler erkennt. Ich kenne Fälle, in denen dieser Fehler fast lebenslang nicht korrigiert wurde und Menschen Schilddrüsenblocker nehmen, die sie nie wirklich gebraucht haben. Und damit trotzdem irgendwie zurechtkommen, nebenbei bemerkt. Denn der Mensch hält viel aus.

Beim Morbus Basedow sind im akuten Stadium die Spiegel des TSH-Rezeptor-Antikörpers (TRAK) stark erhöht. Der Normwert geht bis 1,8 IU/ml. Werte von 4 IU/ml findet man manchmal bei der Hashimoto-Thyreoiditis, aber alles, was deutlich darüber liegt, das heißt TRAK-Werte über 10 IU/ml, sind Beweis für einen Morbus Basedow. Im akuten Schub werden Werte von 30 IU/ml oder noch mehr erreicht. Der höchste Wert, den ich hier erlebt habe, war ein TRAK von 60 IU/ml. 90 Prozent der Hashimoto-Kranken haben keinen TRAK. So kann man also einen Großteil der Menschen mit einer Autoimmunerkrankung der Schilddrüse klar zuordnen.

Wie sieht es aus, wenn man keine Antikörper, wohl aber eine Schilddrüsenüberfunktion hat? Hier könnte es sich um Schilddrüsenautonomien handeln, die diese hohen Spiegel von Schilddrüsenhormonen hervorrufen. Meist ist es ein einzelner Knoten, der dann »heißer Knoten« oder autonomes Adenom heißt. Manche Zellen in der Schilddrüse produzieren Hormone, ohne auf die Anweisung des Gehirns zu achten. Das heißt, sie reagieren unabhängig vom TSH-Spiegel im Blut. Hier entstehen gerade bei guter Jodversorgung Situationen einer Schilddrüsenüberfunktion, bei der manche Ärzte glauben, es müsse sich um einen Basedow handeln, selbst wenn gar keine Autoantikörper vorliegen. Sie sprechen dann von einem Basedow ohne Antikörper, was eigentlich ein Widerspruch in sich ist. Problematisch wird das aber erst dann, wenn bei einer nicht zu kontrollierenden Überfunktion eine Operation empfohlen wird. Beim Basedow will dann gleich die ganze Drüse entfernt werden, um vielleicht eine Heilung bewirken zu können. Bei der Autonomie reicht es hingegen, nur den Knoten mit den autonomen Zellen auszuschälen. Der Rest der Schilddrüse kann vollständig erhalten bleiben und hat den gleich guten Heileffekt. Das macht natürlich einen entscheidenden Unterschied in der Nachbehandlung. In einem Fall schlucken Sie lebenslang Tabletten und im anderen besteht keine Notwendigkeit einer Nachbehandlung.

Ein dritter Fall, bei dem gern ein Morbus Basedow diagnostiziert wird, ist die Jodüberempfindlichkeit. Dieses Krankheitsbild wird von der Schulmedizin gar nicht anerkannt, aber es gibt es. Wenn kleine Mengen Jod irgendwo in der Luft oder der Nahrung vorhanden sind, reagiert der betroffene Mensch mit Überfunktionsbeschwerden. Der große Unterschied zum Basedow ist, dass erstens gar keine Antikörper vorliegen und dass es zweitens nur selten zu krankhaften Schilddrüsenwerten im Blut kommt. Trotzdem leiden diese Menschen unter denselben Beschwerden wie Menschen mit Morbus Basedow. Hier wirkt sich die Zwangsjodierung fatal aus, die im deutschen Sprachraum über Jahrzehnte durchgeführt wurde und erst in letzter Zeit von Seiten der Politik neu überdacht wird. Denn ein hohes Maß an Jod in der Umgebung macht einem Menschen mit Jodüberempfindlichkeit das Leben zur Hölle. Sie können einer Jodvergiftung kaum entkommen, leiden und finden dafür bei den Ärzten und ihrer Umgebung kein Verständnis. Denn sie haben ja »nichts«. Das heißt, keine Krankheit, die anerkannt ist. Ein Trost bleibt allerdings, dass diese Menschen zwar starke Beschwerden haben, aber von der Überempfindlichkeit keine Augen- oder Bindegewebsschäden bekommen, wie das bei Menschen mit Morbus Basedow aufgrund der Autoantikörper auf der Tagesordnung steht.

Das Heildreieck beim Morbus Basedow

Die drei Schwerpunkte der Basedow-Behandlung sind der Versuch, Jod zu vermeiden, sich auf verschiedenste Weisen medikamentös »abzukühlen« und für sich die Gelassenheit zu entdecken.

Darauf wollen wir nun im Einzelnen eingehen.

Jodvermeidung

Sie müssen versuchen, Jod in der Nahrung komplett auszusparen. Wenn das gelingt, bricht der Morbus Basedow in der überwiegenden Mehrzahl der Fälle einfach in sich zusammen. Denn Sie haben durch diese Jodkarenz etwas Ähnliches bewirkt wie die Schilddrüsenblocker, die Operation oder die Bestrahlung: Sie verhindern, dass Jod in Schilddrüsenhormone umgewandelt wird. Das ist es ja vor allem, was das Beschwerdebild des Basedow ausmacht: die Schilddrüsenüberfunktion, die eine Folge von übertriebener Bildung von Schilddrüsenhormonen ist. An der Empfehlung, Jod aus der Nahrung zu entfernen, kann kein Arzt oder Heilpraktiker etwas verdienen. Und Empfehlungen dieser Art sind auch nicht unbedingt das, was ein Patient von seinem Therapeuten erwartet. Er möchte eigentlich lieber etwas verschrieben bekommen, das er einnehmen kann und das dann innerhalb weniger Tage zu einer Lösung der angespannten Krankheitssituation führt. Hier gehen die Bedürfnisse von manchem Therapeuten und manchem Patienten eine unheilige Allianz ein. Es ist unendlich mühsam, Jod aus der Nahrung zu entfernen. Deshalb ist die Aufklärung zeitintensiv und die Durchführung aufwendig. Hinzu tritt, dass gerade im Internet sehr viel Widersprüchliches über den Jodgehalt von Nahrungsmitteln zu lesen ist. Ich bekomme immer wieder E-Mails, in denen ich darauf hingewiesen werde, dass in 100 Gramm eines Nahrungsmittels so und so viel Milligramm Jod enthalten sein sollen. Solche Angaben sind mit hoher Wahrscheinlichkeit falsch. Jod ist ein Spurenelement, das in den meisten Nahrungsmitteln nur in sehr geringen Mengen enthalten ist, weshalb die Angabe von Milligramm viel zu hoch ist. Eine Ausnahme bilden bestimmte Meeresalgen, die in Fernasien vorkommen und bei uns gar nicht offiziell verkauft werden dürfen. Jodiertes Speisesalz beinhaltet 2 Milligramm Jod pro 100 Gramm, was wahrscheinlich eine der höchsten Dosierungen bedeutet, die bei uns möglich sind. Ein Sonderthema sind manche inländischen Milchprodukte, die stark jodhaltig werden durch jodiertes Futtermittel. Deutschland, Österreich und die Schweiz haben in den vergangenen Jahrzehnten im Versuch, gegen Jodmangel in betroffenen Gebieten vorzugehen, eine künstliche Jodierungskampagne gestartet. Das ist aus Sicht der allgemeinen Bevölkerung positiv gewesen. Wenn Sie allerdings an einem Morbus Basedow leiden, wirkt sich dieses Vorgehen auf Sie schädlich aus. Denn nun werden Sie durch große Jodmengen in der Nahrung in die Krankheit hineingetrieben, an der Sie ohne die Folgen einer gesundheitspolitischen Entscheidung womöglich nie erkrankt wären.

Wenn Sie Meeresfrüchte (dazu gehört auch der Lebertran) und Milchprodukte aus dem deutschsprachigen Sprachraum vermeiden (oder bei Höfen einkaufen, deren Tiere nicht mit jodhaltigem Futter ernährt werden), haben Sie als Basedow-Kranker schon viel für Ihre Gesundung getan. Verwenden Sie Salz insgesamt nur sehr zurückhaltend. Die Angaben über den Jodgehalt einzelner Salze variieren besonders stark. Nach meinem Eindruck sind Siedesalz und raffiniertes Salz sehr jodarm, während Steinsalz und besonders jodiertes Salz eher ungünstig für Basedow-Kranke sind.

Folgende Liste habe ich vor einigen Jahren erstellt. »Inland« bedeutet, dass das Lebensmittel in Deutschland hergestellt wurde, wo wie bereits gesagt andere Richtlinien in Bezug auf den Einsatz jodhaltigen Tierfutters bestehen als in anderen Ländern.

Jodgehalt einzelner Nahrungsmittel (in Mikrogramm pro 100 g)

Kombu-Braunalge	2 000 000	=	2000 mg
Dulse-Rotalge	400 000	=	400 mg
Hiziki-Braunalge	300 000	=	300 mg
Wakame-Braunalge	200 000	=	200 mg
Nori-Rotalge	40 000	=	40 mg
jodiertes Speisesalz	2000	=	2 mg
Molkenpulver (Inland)	2000	=	2 mg

Lebertran	840
Molkenpulver (Ausland)	650
Meeräsche	330
Rahm (Inland)	250
Schellfisch	250
Kondensmilch (Inland)	220
Meersalz (ohne Vita)	200

Seelachs	200
Steinsalz	200
Fischstäbchen	160
Kabeljau	150
Garnele	130
Miesmuschel	130
Butter (Inland)	120
Steckmuschel	120
Schafskäse	110
Brathering	100
Hummer	100
Joghurt (Inland)	100
Rotbarsch	100
Speisequark mager (Inland)	100
Kiwi	80
Makrele	80
Seelachs in Öl	80
Parmesan	67
Buttermilch (Inland)	60
Camembert	60
Lachs in Öl	60
Matjesfilet	60
Auster	58
Bückling	50
Hartkäse	50
Heilbutt	50
Scholle	50
Thunfisch in Öl	50
Schweineschmalz (Inland)	45
Hering	40

Räucherlachs	40
Sardine	40
Schweinefleisch (Inland)	35
Lachs (ohne Jodfütterung)	34
Edamer	30
Emmentaler	30
Flunder	30
Feta aus Schafsmilch	30
Vollmilchschokolade	29
Nutella	27
Sardine in Öl	25
Brunnenkresse	18
Champignon	18
Seezunge	17
Brokkoli	15
Möhre	15
Erbse (geschält)	14
Rinderleber (Ausland)	14
Schweineleber	14
Erdnuss	13
Grünkohl	12
Spinat	12
Kuhmilch (Ausland)	11
Schwarztee	11
Rahm (Ausland)	10
Cashewnuss	10
Hühnerei	10
Schweineschmalz (Ausland)	10
Siedesalz (Kochsalz)	10
Roggenbrot (ohne Jodsalz)	9

Kaffee	8
Radieschen	8
Rettich	8
Schweinefleisch (Ausland)	8
Gerste	7
Kondensmilch (Ausland)	7
Rindfleisch (Ausland)	7
Roggen	7
Spargel	7
Endiviensalat	6
Hafer	6
Muttermilch	6
Sojabohne	6
Weißbrot (ohne Jodsalz)	6
Haferflocken	5
Olivenöl	5
Preiselbeere	5
Weißkohl	5
Zitronensaft	5
Aal	4
Bierhefe	4
Buttermilch (Ausland)	4
Erbse (grün)	4
Feige (getrocknet)	4
Flussbarsch	4
Forelle (ohne Jodfütterung)	4
Gans	4
Kartoffel	4
Kohlrübe	4
Meerwasser	4

Pastinake	4
Speisequark mager (Ausland)	4
Ziegenmilch	4
Joghurt (Ausland)	3,5
Banane	3
Bohne (grün)	3
Butter (Ausland)	3
Hammelfleisch	3
Kalbfleisch (Ausland)	3
Knoblauch	3
Kopfsalat	3
Mais	3
Sellerie	3
Walnuss	3
Gurke	2,5
Hirse	2,5
Kuhmilch (Ausland)	2
Apfel	2
Apfelsine	2
Karpfen	2
Mandel	2
Mango	2
Paprikaschote	2
Reis	2
Tomate	2
Zucchini	2
Zwiebel	2
Birne	1,5
Feige	1,5
Haselnuss	1,5

Kohlrabi	1,5
Kürbis	1,5
Apfelsaft	1
Orangensaft	1
Aubergine	1
Dattel (getrocknet)	1
Erdbeere	1
Grapefruit	1
Johannisbeere	1
Kirsche	1
Kokosnuss	1
Mandarine	1
Pfirsich	1
Pflaumen	1
Rhabarber	1
Sojamehl	1
Wassermelone	1
Aprikose	0,5
Rosenkohl	0,5
Traubensaft	0,5
Weintraube	0,5
Weizen	0,5
Trinkwasser	0,3
Blumenkohl	0
Stachelbeere	0

Mein Rat: Folgen Sie bei Ihrer Ernährung dieser Liste, bevorzugen Sie Nahrungsmittel, deren Jodgehalt gering ist, und Sie werden feststellen, dass sich Ihr Morbus Basedow deutlich verbessert, manchmal sogar komplett abklingt. Manche Ärzte, die Ihnen zuvor dringend zur Operation geraten haben, werden dann vermutlich von einer »Spontanheilung« sprechen. Tatsächlich ist es nicht so, dass der Morbus Basedow lebenslang erhalten und ein Thema bleibt. Es mag sein, dass ein Arzt Ihnen für den Rest Ihres Lebens einen Schilddrüsenblocker gibt oder dass Sie selbst der Auffassung sind, immer noch an dieser Krankheit zu leiden. Aber es gibt klare Kriterien für eine Ausheilung und wenn diese gegeben sind, können auch alle therapeutischen Maßnahmen beendet werden im Wissen, dass nun kein neuer Basedow-Schub mehr möglich ist. Dann können Sie nach einigen Jahren auch wieder jodhaltige Speisen zu sich nehmen, weil der Körper aus seiner Jodempfindlichkeit herausgewachsen ist.

Die Schilddrüse mit Arzneien kühlen

Etwa 1000 Jahre vor unserer Zeitrechnung ist in den Hochkulturen Europas und Asiens das Heilprinzip der Elemente entstanden, das heute noch in Asien die Grundlage dortiger traditioneller Medizin bildet und auch in Europa von vielen Naturheilkundlern angewandt wird. Die altgriechische Elementelehre hat sich über die Römer als »Säftelehre Galens« schriftlich erhalten, was jedoch eine Schrumpfform des ursprünglichen Prinzips darstellt, wie wir im Vergleich mit dem Ayurveda feststellen können, in dem diese Grundlagen zu einem ausdifferenzierten Gedankensystem entwickelt wurden, mit dem Krankheiten und ihre Heilmittel tiefgründig verstanden werden können.

Die Medizin der Industrieländer gibt nicht viel auf diese Vorstellungen. Sie ist aus der mechanistischen Denkweise des 19. Jahrhunderts entstanden und sieht den Menschen weniger als

Organismus, also als ein sich rundendes Ganzes, das sowohl als Geist als auch als Seele und Körper aufgefasst werden kann. Stattdessen betrachtet sie den Menschen im Wesentlichen als Körper, der wie eine Maschine aufgebaut ist, deren Einzelteile und Abläufe nur verstanden werden müssen, um medizinische Lösungen vorbereiten zu können. Im Falle einer Krankheit werden Einzelteile ausgetauscht oder neu justiert und wieder in Ordnung gebracht, was für diese Ärzte Gesundheit heißt. Mehr, so diese Denkweise, kann nicht getan werden. Was dem Geist oder der Seele gut tut, wurde früher Gott überlassen. Unsere Industriegesellschaft ist in einer christlich geprägten Kultur entstanden, in der es über viele Jahrhunderte hinweg eine strenge Rollenverteilung gab in Bezug darauf, welche Leiden medizinisch, also auf körperlicher Ebene, behandelt werden sollten und was im Ermessen Gottes lag. Gott konnte jedes seelische Leid kurieren oder es auch belassen, sofern das der Prüfung des Menschen galt oder zum Abbau von Sünden dienlich war. Diese Minderentwicklung einer Medizin für die Seele merkt man unseren westlichen Wissenschaften heute noch deutlich an. So kann es passieren, dass eine wichtige Form der Psychotherapie wie die Psychoanalyse uns ihren Wirknachweis bis heute schuldig bleiben konnte. Dieses Phänomen gibt es in der Psychologie häufig. Einem Großteil der etablierten Therapien in diesem Bereich fehlt die wissenschaftliche Grundlage, die in anderen Bereichen der Medizin für selbstverständlich gilt.

Diese Vorgeschichte müssen Sie kennen, um zu verstehen, warum ein naturheilkundliches Konzept wie die altgriechische Elementelehre und deren Psychosomatik heute vielfach immer noch auf Ablehnung stößt, obwohl sich diese Denkweise über mehrere Jahrtausende hinweg bewährt hat, nämlich so lange, bis sie im Westen von der industriellen Revolution hinweggespült wurde. Nach meiner Erfahrung hat sie großen Wert beim Verständnis von Krankheiten, und zwar umso mehr bei solchen, die sich so augenfällig wie der Morbus Basedow zu gleichen Teilen auf den drei Ebenen unseres Organismus, dem Geist, dem Körper und der Seele, manifestieren und dort überall spürbar, sichtbar und vor allem messbar werden und auf jeder dieser Ebenen behandelt werden können.

Mit welchen Worten aber soll man das, was man beim Basedow sieht, beschreiben? Medizinisch ist es leicht, die Überfunktion im Blut und die Höhe der Antikörperspiegel darzustellen. Welches Wort aber findet man für das Gefühl der Bedrängnis, der Rastlosigkeit, der Panik, mit dem die betroffene Seele zurechtkommen muss? Hier erkennt die Elementelehre einen Zusammenhang zwischen der Wärme und Feuchtigkeit im Körper und der Wärme und Feuchtigkeit, die sich in der Seele ausbreitet. Angst ist bei diesem Konzept ein Ausdruck hoher emotionaler Aktivität und vergleichbar mit einem Phänomen der unbelebten Natur, wenn Feuchtigkeit und Wärme die Moleküle der Luft zu rascher Bewegung und Ausdehnung veranlassen. Ein Mensch kann aktiv oder inaktiv sein und wer an einem Basedow leidet, wird unter großer innerlicher Aktivität beweglich und betriebsam in jeder Hinsicht, bis er sich aufzehrt und aufzulösen droht. So ist es in der unbelebten Natur auch bei einem Feuer, das wärmen, aber auch verbrennen kann. Ein aktiver Basedow raubt den Schlaf und macht die Nacht zum Tag. Der Tag wird vom hellen Licht der Sonne dominiert, die als Feuerball am Himmel der Erde Wärme schenkt. Will man einen aktiven Basedow behandeln, dann kann man versuchen, diesen Tag wieder durch Schlaf zu verkürzen. Wenn das gelingt, schwächen sich die innere Hitze und Feuchtigkeit ab. Der Schlaf ist in der griechischen Mythologie kühl und feucht, ebenso wie die Nacht. Wir erkennen nach der Elementelehre den Schlaf als eines der kühlenden Heilmittel bei Basedow, stehen dabei aber vor der Frage: Wenn es mit dem Schlaf nicht klappt, wie kann er dann herbeigeführt werden? Die Antwort darauf ist einfach: Egal, womit Sie »kühlen« – ob nun mit der chirurgischen Entfernung eines die Hitze erzeugenden Organs wie die Schilddrüse, mit einem die Hormonbildung behindernden Schilddrüsenblocker, mit einem das autonome Nervensystem bremsenden Betablocker, mit einem den GABA-Stoffwechsel des Gehirns manipulierenden Schlafmittel, mit einem kühlen Wickel auf der Schilddrüse und den Augen, mit einem kühlen Bad oder einem kühlen Schlafzimmer und einer dünnen Bettdecke, mit einem kühlenden Duftöl wie Lavendel oder mit kühlenden Heilpflanzen oder Homöopathika –, wenn der Schlaf dadurch herbeigeführt wird, wird das eine Heilwirkung haben. All das sind kühlende Arzneien im Sinne der Elementelehre. Ich habe hier schulmedizinische Maßnahmen ebenso genannt wie solche, die in der Naturheilkunde angesiedelt sind, und das ist kein Zufall. Eine ganzheitliche Behandlung des Morbus Basedow sollte alle bekannten Arzneien in ein Therapiekonzept einschließen. Die Frage, die sich dem Arzt stellt, ist einfach jene, wie stark der medizinische Eingriff in das Geschehen sein muss, um eine Heilung herbeizuführen, und wie das möglichst ohne Schaden für den Patienten erreicht werden kann.

Synthetische Schilddrüsenblocker

Glücklicherweise hat die pharmazeutische Industrie mit ihren Produkten sowohl die Operation als auch die Strahlentherapie schon oft verhindern können. Wenn manche Ärzte heute immer noch sehr schnell nach der Diagnosestellung eines Basedow zur Operation raten, hat das nur mehr sehr selten medizinische Gründe, sondern vielleicht eher etwas damit zu tun, dass die Arztpraxis, die Sie gerade aufgesucht haben, in einen Verbund eingegliedert ist, der in seinen Krankenhäusern auch Schilddrüsenoperationen anbieten möchte. Das kann eine Einrichtung aber nur, wenn dort auch eine bestimmte Anzahl an Patienten im Jahr einer Schilddrüsenoperation unterzogen werden. Dafür müssen in manchen Fällen Patienten speziell »rekrutiert« werden, wie das treffend ausgedrückt werden kann. Sie werden förmlich zwangsverpflichtet. Besonders in der ersten Jahreshälfte kann es Ihnen passieren, dass Ihnen zu einer baldigen Operation geraten wird, während eine angeratene Operation gegen Jahresende gerne verschoben wird, weil die jährliche Quota bereits erfüllt wurde und die Krankenkassen die Krankenanstalten in dieser Phase oft dazu zwingen, die Kosten für Mehrleistungen selbst zu tragen. So kann es vorkommen, dass am Ende des Jahres nach einer ersten Panikmache der behandelnde Arzt plötzlich doch lieber abwarten möchte: »Das hat alles keine Eile, wir schauen mal, was wir medikamentös machen können.« Kurz nach dem Jahreswechsel heißt es dann allerdings erneut: »Das muss man sofort operieren. Da dürfen Sie nicht abwarten.« Als Patient glauben Sie, einen ärztlichen Rat zu hören. Aber eigentlich ist es der »Rat« des Krankenkassenangestellten an einen Leistungsträger im Gesundheitssystem, der hier zählt, und das unter Ausbootung des Versicherten.

Die Mehrzahl der Menschen mit Morbus Basedow bekommen bei einer Schilddrüsenüberfunktion (Hyperthyreose), die sie ja aufgrund der Beschwerden zum Arzt führt, Schilddrüsenblocker wie Thiamazol oder Carbimazol verschrieben und werden innerhalb weniger Wochen »gesund«, das heißt, sie haben keine Beschwerden mehr. Es ist eine sehr effektive Therapie, die nach meiner Erfahrung noch nie versagt hat. Jeder Mensch mit Schilddrüsenüberfunktion lässt sich »bremsen«, indem einfach der Rezeptor für den TRAK chemisch blockiert wird. Die Schilddrüse arbeitet daraufhin bei guter Dosierung wieder »normal«, weil mit diesen chemischen Arzneien einfach die Stellen besetzt werden, an die sich der TRAK so gerne ankoppelt, um die Schilddrüse anzutreiben.

Die Verwendung von Schilddrüsenblockern geht auf das Jahr 1942 zurück. Damals haben die Forscher Saul Hertz und Arthur Roberts damit begonnen, bei Basedow-Kranken Thiouracil einzusetzen. Uracil ist ein Grundbaustoff des Lebens, einer der ältesten Bausteine überhaupt. Diese Pyrimidinbase ist Bestandteil der DNS und der RNS und übermittelt auf diese Weise Informationen für die Bildung von Eiweiß und damit für lebendige Strukturen schlechthin. Uracil findet sich deshalb in großen Mengen in Nahrungsmitteln, da diese ja fast alle einmal lebendige Strukturen waren. Das ist wirklich eine sehr interessante Arznei, denn sie greift tiefer als andere in den Körper ein, wenn sie nur leicht verändert angeboten wird. Gebunden an das aggressive Fluor beispielsweise, in Form von 5-Fluorouracil, wird sie zum Krebsmedikament, das die Bildung von neuen Krebszellen blockieren kann. Als Propylthiouracil ist heute ein Nachfahre des ersten Schilddrüsenblockers in der Basedow-Therapie noch sehr aktuell, obwohl er bereits im Jahr 2009 aufgrund starker möglicher Leberschädigungen für ein im Mutterleib heranwachsendes Baby verboten wurde. Wenn Sie schwanger sind, dürfen Sie deshalb Propylthiouracil nicht mehr nehmen. Aber auch sonst heißt es, dass einer von 10 000 Basedow-Kranken, die mit dieser Arznei behandelt werden, aufgrund dessen an Leberversagen sterben kann.

Eine andere typische Komplikation bei Schilddrüsenblockern ist die sogenannte Agranulozytose, das heißt die Verminderung von Blutzellen, insbesondere der weißen Blutkörperchen. Die Agranulozytose ist als Erstreaktion bei der Behandlung relativ häufig, und tritt in etwa einem Prozent der Fälle auf. Diese Information kann natürlich auch positiv formuliert werden: 99 Prozent der Menschen, die mit Propylthiouracil behandelt werden, haben diese Nebenwirkung nicht. Das ist eine recht gute Verträglichkeit dieser Arznei, was sicherlich auch dosisabhängig ist, weshalb man sich wieder auf Paracelsus besinnen und daraus folgern sollte: Wie nützlich oder schädlich Propylthiouracil letztendlich ist, entscheidet die Dosis. Manchmal tut man hier zu viel des Guten, dosiert sie zu hoch und muss dann mit Vergiftungserscheinungen umgehen.

Neben den bereits genannten sehr ernsthaften Nebenwirkungen können zudem Hautreizungen auftreten, die häufig jucken oder sogar eine Bläschenbildung zur Folge haben. Auch Verfärbungen der Haut und Haarausfall oder frühes Ergrauen der Haare können eine Folge der Behandlung sein. Manche Patienten berichten über Benommenheit, Muskelschmerzen oder Gelenkschmerzen, Sodbrennen, Übelkeit mit Erbrechen oder über einen Verlust des Geschmackssinns.

Zu all diesen Nebenwirkungen kommt hinzu, dass die Krankheit nicht nur in der Schilddrüse lokalisiert ist, sondern alle Gewebe des Körpers und darüber hinaus den Geist und die Seele betrifft, die bei Basedow alle zusammen darauf gepolt sind, mehr Leistung bringen zu wollen, als es eigentlich angebracht ist oder von einem Menschen gefordert werden kann. Die Nebenwirkungen der Schilddrüsenblocker zeigen dann an, dass der Betroffene spürt, wie dieses Bestreben medikamentös abgebremst wird. Aber die Konsequenz, einen radikalen Schritt in diese Richtung zu machen, finden nur sehr wenige Patienten. Die meisten haben das Gefühl, dass es mit ihrem Leben, also den Tagesabläufen und Pflichten, auf jeden Fall weitergehen muss, dass sie weiterhin alle Aufgaben wahrnehmen wollen und müssen, die ihnen gestellt werden, und dass sie deshalb eine Tablette brauchen, die ihnen dabei hilft, diese Ziele zu erreichen. So eine Tablette kann dann Propylthiouracil sein.

Je heftiger die Anstrengungen des Alltags und je höher die Dosierung der Arznei, desto stärker werden dann auch die Nebenwirkungen sein. Deshalb ist für Sie wichtig zu wissen: Sie können die Dosis des Schilddrüsenblockers durchaus reduzieren, wenn Sie auch Ihre Aufgaben mindern. Und je niedriger die Dosis ist, desto weniger müssen Sie Komplikationen befürchten, die ja wie gesagt dosisabhängig sind und nicht durch die Arznei an sich bedingt werden. Besonders das Leberversagen kommt nicht aus heiterem Himmel, sondern ist zumindest aus der Sicht der Medizin der Alten der unglückliche Zusammenstoß von zwei Elementen der Natur: Die Leber als Organ des Elementes Feuer, in dem Hitze und Trockenheit entsteht, wird durch eine kühlende und trocknende Arznei wie Propylthiouracil abgekühlt. Diese Arznei ist dem Element Erde zuzuordnen, welches das direkte Gegengift gegen den feuchtwarmen Basedow darstellt. Das Ergebnis einer Schilddrüsenblockertherapie ist, dass durch das Zusammentreffen eines trockenen Organs und einer trockenen Arznei ein Übermaß an Trockenheit in dieser Schwachstelle des

Körpers entsteht, das die Leber versagen lässt und sie in ein faseriges Organ umwandelt. Einfacher gesagt: Die beim Basedow sehr stoffwechselaktive Leber wird zu stark in ihrer Funktion gebremst und stellt diese irgendwann einmal bei Überdosierung völlig ein. Dieses Leberversagen tritt aber nur dann auf, wenn auch eine relative Überdosierung von Propylthiouracil geschieht oder wenn die Leber gerade überaktiv ist. Das unglückliche Zusammentreffen dieser zwei Belastungsfaktoren vorherzusagen, ist nicht ganz leicht, da der Körper Biorhythmen unterliegt, die manchmal größere und manchmal kleinere Anforderungen an die Enzyme der Leber stellen. Auch der Wassergehalt der Organe ändert sich fortwährend, vor allem bei einer Frau, die zusätzlich stark dem Einfluss der Östrogene unterliegt und deshalb vor der Monatsblutung einen höheren Wassergehalt hat als danach. Doch allgemein kann man sagen, dass es sicherlich günstig ist, wenn Sie bei einer Therapie mit Propylthiouracil viel warmes Wasser trinken, um etwaige Überdosierungen auf Körperebene abzufedern, indem Sie eine Austrocknung verhindern.

Der heute am häufigsten verordnete Schilddrüsenblocker ist Thiamazol, wie Propylthiouracil ebenfalls ein Thioamin und damit ein schwefelhaltiges und ammoniakhaltiges Produkt, das den Einbau von Jod an Thyreoglobulin verhindert und dadurch auf chemischem Weg die Bildung von Schilddrüsenhormonen stoppt. Es heißt im englischen Sprachraum auch Methimazol und wird deshalb leicht mit dem Schmerzmittel Metamizol verwechselt. Ein weiterer Schilddrüsenblocker, der wohl am häufigsten in den Arztpraxen verordnet wird, ist eine Vorstufe von Thiamazol: Carbimazol. Beide Substanzen scheinen die Leber weniger negativ zu beeinflussen als Propylthiouracil und ein Großteil der Nebenwirkungen, die Sie unter dieser Therapie haben und die sich in Form von allergischen Beschwerden ausdrücken, reagieren dann auch tatsächlich auf Antiallergika, sogenannte Antihistaminika. Die folgende Liste zeigt einen Überblick über die gängigen Schilddrüsenblocker und ihre Handelsnamen:

Schilddrüsenblocker und ihre Produktnamen

- Carbimazol: Carbimazol Hexal, Carbimazol Henning
- Thiamazol: Favistan, Methizol, Thyrozol, Thiamazol Henning, Thiamazol Hexal
- Propylthiouracil: Propycil

Natürliche Schilddrüsenblocker

Die pflanzlichen Vorstufen von bekannten Schilddrüsenblockern haben den Vorteil, bereits in physiologischer Form in der Pflanze, die es bildet, vorhanden und ihr dabei nützlich zu sein. Es spricht hier also ein Lebewesen mit uns. Auch wir sind Lebewesen und wenn wir mit biologischen Varianten von Schilddrüsenblockern konfrontiert werden, kommen wir damit auch besser zurecht, weil wir ihre Botschaft verstehen. Ich halte es für einen großen medizinischen Durchbruch, wenn es bei einer bösartigen Krankheit wie dem Morbus Basedow, der sich durch starke Schilddrüsenüberfunktion auszeichnet, gelingt, von den synthetischen Schilddrüsenblockern, die die Neubildung von Schilddrüsenhormonen chemisch bremsen, auf biologische Schilddrüsenblocker umzustellen, die diese Arbeit weit sanfter und schonender leisten.

Nehmen Sie die folgenden Nahrungsmittel bei Morbus Basedow reichlich zu sich, wenn Sie Überfunktionsbeschwerden, vor allem hektische Nervosität und Angst, haben.

Wolfstrappkraut

Es ist der am häufigsten angebotene Schilddrüsenblocker. Er ist zudem auch als Tee erhältlich. Als Tablette (Produktname: thyreoLoges) oder als Tinktur (Produktname: thyreoLoges com.) wird er von der Firma Loges vertrieben und ist rezeptfrei erhältlich. Die individuelle Dosierung müssen Sie dabei selbst finden. Ich halte es für sinnvoll, bei mäßiger Basedow-Aktivität entweder mit drei Tabletten, 30 Tropfen oder einer Tasse Tee mit 1 Esslöffel Wolfstrappkraut, das 15 Minuten lang in heißem Wasser gezogen hat, zu beginnen. Nehmen Sie anfänglich diese Dosis ein und spüren Sie in den nächsten Stunden in sich hinein, welche konkrete Wirkung das auf Ihre Ängste, Ihre Nervosität oder Ihr Herzklopfen, also auf Ihre Basedow-Aktivität, hat. Gehen die Beschwerden deutlich zurück, sollten Sie erst bei ihrer neuerlichen Verstärkung die nächste Dosis einnehmen. So finden Sie Ihre individuell beste Dosis. Dementsprechend können Sie diese Arznei für sich höher oder niedriger dosieren und über einen begrenzten Zeitraum hinweg einnehmen.

Zwiebeln, Knoblauch, Bärlauch

Diese Pflanzen enthalten natürliche Inhaltsstoffe, die chemisch ähnlich stark wirken wie Propylthiouracil, aber natürlich in geringerer Dosierung. Die chemische Bezeichnung lautet: N-Propyldisulfid. Diese Pflanzen haben den Nachteil, dass sie zwar die Schilddrüse beruhigen, ansonsten aber eher die innere Hitze befeuern, was sich beim Morbus Basedow ungünstig auswirken kann. Das lässt sich allerdings im Vorfeld nicht schlüssig festlegen. Es gibt zwei Arten, wie Arzneien nach der Elementelehre zur Heilung führen können: entweder, indem sie nach dem Gegensatzprinzip Feuer mit Wasser löschen oder indem sie nach dem Ähnlichkeitsprinzip Feuer mit Feuer austreiben. Welches dieser beiden Mechanismen bei Ihnen segensreich wirkt, können nur Sie selbst ausprobieren und genau an sich beobachten.

Weißkohl, Rosenkohl, Broccoli

Nach der Elementelehre sind Kohlgerichte kühlend und trocknend, was recht günstig für jemanden ist, der eine feuchte Entzündung in sich trägt. Durch die trocknende Wirkung kommt es, so wie man es nach dem Genuss dieser Speisen kennt, leicht zu Blähungen, einem Mechanismus, bei dem Feuchtigkeit ausgetrieben wird. All diese Gerichte bremsen auf biologische Weise die Schilddrüse und können dann vermehrt gegessen werden, wenn gerade eine Basedow-Krise mit starker Entzündung vorliegt.

Rohe Sojabohnen

Diese Hülsenfrucht kann bis zu 30 Prozent der Schilddrüsenhormone aus dem Blut in den Darm ziehen und damit aus dem Kreislauf entfernen. Soja enthält Phytoöstrogene, was auch für die Schilddrüse hilfreich sein kann, da sie das Element Wasser im Körper stärken und dadurch besonders eine Frau leichter seelisch in ihre Mitte führen können. Nehmen Sie also viel Soja zu sich, wenn Sie in der Schilddrüsenüberfunktion sind. Vermeiden Sie auf der anderen Seite Soja, wenn Sie bereits mit einer Unterfunktion zu kämpfen haben.

Erdnüsse

Sie enthalten Phenole, die Tyrosin binden, weshalb der Schilddrüse die Aminosäure entzogen wird, die sie braucht, um Schilddrüsenhormone aus Jod zu bilden. Diese blockierende Wirkung läuft nicht auf der Ebene der synthetischen Schilddrüsenblocker, weshalb hier von einer ergänzenden Wirkung gesprochen werden kann. Besonders bei Menschen, die Carbimazol und Thiamazol schlecht vertragen, ist es hilfreich, durch eine an Erdnüssen reiche Kost eine bremsende Wirkung auf die Schilddrüsensynthese auszuüben.

Pearl-Hirse

Natürliche Schilddrüsenblocker sind auch besonders reichhaltig in der Pearl-Hirse vorhanden. Einer der Wirkstoffe in verschiedenen Hirsearten ist Thiocyanat, das auch in Aprikosen, Pfirsichkernen, Äpfeln und Leinsamen vorkommt.

Wilde Tamarinde

Ein besonders effektiver Schilddrüsenblocker wird in der Weißkopfmimose, der Wilden Tamarinde gefunden. Er heißt 3,4-Dihydropyridin und wirkt etwa so stark wie Propylthiouracil. Bei uns ist diese Hülsenfrucht nur wenig bekannt, eine asiatische Variante hat aber zunehmend Einzug in die Asia- und Bioläden gefunden. Reizvolle Möglichkeiten für Menschen mit Morbus Basedow, regelmäßig Tamarinde zu sich zu nehmen, sind Tamarindenextrakt (bekannt als »Asem«), eine Tamarindenlimonade (beispielsweise im Handel erhältlich unter dem Namen »Colombiana«) oder Tamarindenkonfekt.

Nahrungsmittelergänzung

Wenn Sie heute zum Arzt gehen, macht der gerne den Schrank auf und zieht eine Arzneipackung heraus, die sich bei näherer Betrachtung als Mineralstoff- oder Vitaminpräparat entpuppt. Die Pharmaindustrie generiert heute einen großen Teil ihrer Umsätze aus Produkten, die ihren Käufern ein gutes Gefühl vermitteln sollen – im Bewusstsein, fehlende Baustoffe des Körpers zu ersetzen. So werden Nahrungsmittel »ergänzt«, in der Hoffnung, minderwertige Lebensmittel aus industrieller Herstellung aufzupeppen. Der nächste Schritt dieser Sichtweise ist der, mit einer verstärkten Versorgung des Körpers mit einzelnen Vitalstoffen Gesundung erzwingen zu wollen. Das klassische Beispiel ist hier Linus Carl Pauling, ein amerikanischer Wissenschaftler, der 93 Jahre alt wurde, angeblich weil (oder obwohl) er Vitamin C in Höchstdosen zu sich nahm. Selbst wenn die Begeisterung über das Potenzial dieser Form der Medizin schon vor Jahrzehnten in der Wissenschaft abgeebbt ist, nimmt doch ein Großteil der Deutschen reichlich Vitalstoffe zu sich und hoffen, dadurch gesünder zu werden.

Für den Morbus Basedow werden vor allem folgende Vitalstoffe empfohlen:

- Selen (200 µg)
- Vitamin D (500 IE)
- Omega-3-Fettsäuren (Omacor oder Zodin, 2 Kapseln täglich)

Ärzte oder Heilpraktiker, die die These der Notwendigkeit von Nahrungsergänzungsmitteln beim Morbus Basedow vertreten, messen den Selen- und den Vitamin-D-Spiegel sowie den Omega-3-Fettsäurespiegel und führen die Ergänzungstherapie so lange durch, bis hochnormale Normwerte erreicht werden.

Aus naturheilkundlicher Sicht ist bei der Einnahme von Vitalstoffen Vorsicht geboten. Es kommt auf die richtige Dosierung an. Die Vorstellung, viel würde hier viel helfen, ist nicht belegt. Da Vitamin D beispielsweise ein fettlösliches Vitamin ist, kann es durch Speicherung im Körper bei Überdosierung (ab 100 ng/ml) Vergiftungserscheinungen wie Übelkeit, Erbrechen, Appetitlosigkeit und Mattigkeit auslösen. Prinzipiell macht die Einnahme der oben genannten Vitalstoffe in der beschriebenen Dosierung und über einen Zeitraum von etwa drei Monaten Sinn, denn es handelt sich um »erdende« Arzneien, die dem Körper helfen, die Krankheit besser zu überwinden.

Heilpflanzen zur Erdung

Der Heilmittelschatz der Natur ist mit jenen Arzneien, die direkt die Schilddrüse beeinflussen und ihr entweder Jod vorenthalten oder entziehen, keineswegs erschöpft. Nach den Regeln der alten Medizin kann ein Überschuss an Wärme und Feuchtigkeit, also ein Überschuss am Element Luft, auch behandelt werden, indem man das Element Erde in sich stärkt. Das passiert bereits einzig und allein dadurch, dass wir altern. Je älter wir werden, desto stärker zieht sich das Leben aus uns zurück. Wir mineralisieren, verkalken. Und letztendlich nähern wir uns einem Zustand der Versteinerung und zerfallen zu Staub, wie es schon in der Bibel heißt: »Staub bist du und zu Staub wirst du zurückkehren.« Wir entstehen im Mutterleib aus geringen Anteilen von

Mineralien und viel Wasser und Lebenswärme und schreiten im Laufe des Lebens immer weiter fort zu Wesen, in denen der Wassergehalt und die Wärme abnimmt, was im Übrigen gut für den Morbus Basedow ist, einer wie bereits erwähnt warmen und feuchten Erkrankung. Erdende Heilpflanzen unterstützen diesen Prozess, und so wie beispielsweise Hafer den Boden austrocknet, auf dem er wächst, verfestigt er ihn auch und macht ihn widerstandsfähiger gegen die Witterung. Ähnlich dürfen Sie sich die Wirkung »erdiger« Arzneien vorstellen, deren Anwendung eine lange Tradition in der Medizin hat.

Die Weisheit des Alters – ohne dass wir dabei auch wirklich alt sein müssen – liegt in einem Gefühl der Festigkeit und Stabilität, das immer dann eintritt, wenn wir die Dynamik und Leidenschaft der jungen Jahre für uns gezähmt haben. Zu dieser Stabilisierung können uns Lebensmittel oder Heilpflanzen verhelfen, die erdnah sind oder auch sichtlich erdige Eigenschaften haben, darunter vor allem Wurzeln. Hildegard von Bingen, die selbst Angstpatientin war und womöglich an Basedow litt, hat im 12. Jahrhundert für ihre Therapien vor allem Wurzeln von Bäumen, Sträuchern oder Gräsern genommen und ist dabei auf Galgant, Bertram und andere Arzneien gestoßen, bei denen die in die Erde eingewachsene Wurzel zu Heilzwecken herangezogen wird. Auch die Nutzung von Baldrian, einer nach dem Lichtgott benannten anregenden Pflanze, findet nebenbei bemerkt vor allem über die Wurzel statt, wodurch nicht nur ein stimmungsaufhellender, sondern auch ein schlafförderndер Effekt erreicht wird.

Prinzipiell ist es so: Alles, was in der Erde wächst – nämlich Wurzeln – oder erdnah Früchte liefert, ist als Arznei zur Heilung von Ängsten, innerer Unruhe, Schlaflosigkeit, Herzklopfen und Bluthochdruck, kurz: für Schilddrüsenüberfunktionsbeschwerden geeignet. Wurzeln schmecken fast alle bitter (bei Ausnahmen wie der Süßholzwurzel wird das zur Namensgebung benutzt), was einen »erdigen«, nämlich trocknenden und kühlenden Charakter für den Körper hat. Alles Bittere erdet, so auch die Bitterkeit des Lebens. Und ein gutes Gegenmittel ist es, dort, wo wir sind, Wurzeln zu schlagen, ein Nest zu bauen, ein Heim, das unsere Burg ist. Der Mensch macht das, indem er Häuser aus Mineralien errichtet. Das erklärt auch, warum die dabei oft verwendeten Mineralien Kalzium und Kieselsäure ebenfalls wichtig bei der Behandlung vom Basedow sind, deren Ziel es ja ebenfalls ist, Stabilität für Seele und Geist zu erreichen. Alle pflanzlichen Lebewesen, die stark in die Erde verwurzeln, helfen uns über einen von chemischen Abläufen unabhängigen Mechanismus dazu, uns zu »erden« und selbst wieder »Wurzeln zu schlagen«. Hingegen sind alle Früchte oder Pflanzen, die hoch in den Himmel wachsen oder filigran sind, aus der Sicht der traditionellen Medizin für die Behandlung eines Basedow eher ungeeignet, denn ihre Energien gleichen denen, an denen Betroffene im Krankheitsschub leiden. Sie sollen aber stattdessen diese »luftige« Verfassung ausgleichen und loswerden. Dazu ist es notwendig, sich mit Erdfrüchten vertraut zu machen.

Hafer

Eine der wichtigsten pflanzlichen Arzneien gegen Ängste überhaupt liefert der Hafer. Unter dem Namen Avena sativa können Sie einen Pflanzenextrakt in der Apotheke kaufen oder auch mit den homöopathischen Globuli hantieren. Der Hafer ist ein Heilmittel, das Sie am besten im frischen Zustand ernten und anwenden. Haferflocken und Haferkleie sind geeignete Nahrungsmittel zu allen Jahreszeiten. Noch wichtiger aber sind Haferkraut und Haferstroh, die im Sommer geerntet werden. Denn hier finden wir neben einem sehr hohen Silikatgehalt und den wertvollen, kräftigenden Mineralien Eisen, Mangan und Zink noch alle anderen Vitalstoffe des Hafers im frischen Zustand. Der pharmazeutischen Industrie ist ein Indolalkaloid mit dem Namen Gramin aufgefallen. Es wirkt in hoher Dosis beruhigend. Dieses Gramin ist in der frischen Pflanze weit stärker vorhanden als in allen Zubereitungen, die Sie in der Apotheke finden.

Für den Hafer gibt es zwei bewährte Anwendungen. Zum einen ist das der Haferkrauttee, bei dem ein gehäufter Esslöffel Grüner Hafertee (3 Gramm) mit 250 Milliliter kochendem Wasser übergossen und nach dem Abkühlen auf Zimmertemperatur abgeseiht wird. Ich empfehle, mehrmals täglich oder kurz vor dem Schlafengehen eine Tasse Tee schwach gesüßt zu trinken. Die Behandlung mit Hafertee ist eine Anwendung, die Sie im Basedow-Schub dann wählen, wenn Ängste, Unruhe und Schlaflosigkeit im Vordergrund stehen. Sie sollten sie als Zweiwochenkur ansetzen und danach Bilanz ziehen, wie stark Ihnen der Tee gegen die Ängste hilft. Im Bedarfsfall können Sie die Kur dann prinzipiell unbeschränkt fortsetzen. Es ist immer sinnvoll, nach einigen Monaten einfach mal damit auszusetzen und erst bei neuem Auftreten von Ängsten wieder damit zu beginnen.

Die zweite Anwendung, die sich bewährt hat, ist der Haferstroh: Für ein Vollbad kochen Sie 100 Gramm zerkleinertes Haferstroh mit 3 Liter Wasser 20 Minuten lang. Den abgeseihten Sud geben Sie dann in das heiße Vollbad. Das Bad mit Haferstroh ist eine der Maßnahmen, die Sie im Akutfall treffen, um aus einer Angst herauszukommen und sich zu entspannen. Sie können das Haferstrohbad noch mit Schüßler-Salzen intensivieren. Geben Sie 20 Tabletten des Schüßler-Salzes Nr. 7, Magnesium phosphoricum D6, und 20 Tabletten des Schüßler-Salzes Nr. 5, Kalium phosphoricum D6, in das Wasser, um es in seiner entspannenden Wirkung »aufzupeppen«.

Weizengras

Weizengras gehört zu den ältesten Heilmitteln der Menschheit überhaupt und war vor einigen Jahrtausenden sowohl in China als auch in Europa weitverbreitet und soll hier vor allem von den keltischen Druiden als allgemeines Stärkungsmittel eingesetzt worden sein. Besonders Menschen, die bislang Nahrungsergänzungsmittel eingenommen haben, werden sich gerne dem Weizengras als Vitalstofflieferanten zuwenden. Sie können die Keime dieses Süßgrases selbst auf eine Höhe von 20 Zentimetern auf neutraler Erde sprossen lassen. Hierfür nehmen Sie die ungemahlenen Weizenkörner, die in vielen Supermärkten erhältlich sind. Fragen Sie im Baumarkt nach einer mineralienreichen Erde, in der Sie die Körner sprießen lassen können. Dann ernten Sie täglich 100 Gramm Weizengras, waschen es, geben es in den Entsafter und trinken den Saft aus. Ich gebe zu, dass dies Zeit und Mühe und vor allem Platz kostet, denn wenn Sie jeden Tag 100 Gramm Weizengras ernten möchten, wäre es gut, wenn Ihnen ein großer Garten oder gar ein Glashaus für den ganzjährlichen Anbau zur Verfügung stehen würden.

Buchweizen

Auch der Buchweizen gehört zu den europäischen Kulturpflanzen, die seit einigen Jahrzehnten bei uns nur mehr ein Nischendasein genießen. Dabei können mit Buchweizenmehl recht annehmbare Backwaren fabriziert werden. Und als Arznei bewährt ist der Buchweizen nicht nur als Stabilisator des Binde- und Stützgewebes, sondern hilft beim Basedow auch gegen Gelenks- und Bindegewebeschmerzen, die durch die Wirkung hoher Autoantikörper auftreten. Buchweizenkraut als Tee hat außerdem eine deutliche angstlindernde Wirkung. Der Tee wird so gemacht: 2 Teelöffel Buchweizenkraut mit 250 Milliliter kochendem Wasser übergießen, 10 Minuten ziehen lassen und davon drei Tassen täglich über drei Wochen trinken.

Kalmuswurzel

Der Kalmus ist ein Aronstabgewächs, das bis zu einem Meter hoch wachsen kann. Seine Wurzel hat es in sich. Sie liefert aromatische Stoffe, die heute vor allem als Beigabe für Getränke (z. B. Tee) oder Kosmetika verwendet werden. Als alte Arznei gegen nervöse Erschöpfung und Magenbeschwerden kann sie aber dem Menschen außerdem dazu verhelfen, sein Erdelement zu stärken und sich innerlich zu stabilisieren. Der Tee wird so zubereitet: 2 Teelöffel zerschnittene Wurzel mit 250 Milliliter kochendem Wasser übergießen, 10 Minuten ziehen lassen, abseihen und drei Tassen täglich über drei Wochen trinken.

Kieselsäurespender

Die Kieselsäure wird als homöopathische Arznei generell dazu genutzt, schleichende Entzündungen zur Ausheilung zu bringen. Eine solche liegt auch beim Basedow vor. Außerdem verstärkt Kieselsäure das Gefühl der »Erdhaftigkeit« im Körper, lässt Sie schwerer, strukturierter und ausgeglichener werden. Zu den Heilpflanzen, die reich an Kieselsäure sind und die Sie gut als Tee aufgegossen dreimal täglich über drei Wochen zu sich nehmen können, zählen unter anderem folgende:

- Quecke: hilft gegen Erschöpfung und Abgeschlagenheit. Zubereitung: 3 Teelöffel Kraut mit 250 Milliliter kochendem Wasser übergießen, 10 Minuten ziehen lassen und abseihen.

- Sandsegge: gegen Hautunreinheiten. Diese Pflanze bietet effektive Hilfe gegen die Hautreizerscheinungen, die Sie unter der Gabe von Schilddrüsenblockern häufig entwickeln. Zubereitung: 3 Teelöffel Kraut in einem Topf mit 250 Milliliter kaltem Wasser übergießen, bis zum Sieden erhitzen, 10 Minuten ziehen lassen und abseihen.

- Schachtelhalm: gegen »rheumatische« Beschwerden, wie sie bei Basedow und den Mischformen dieser Krankheit mit Kollagenosen häufig vorkommen. Zubereitung: 2 Teelöffel Kraut mit 250 Milliliter kaltem Wasser übergießen, 10 Stunden ziehen lassen und abseihen.

- Spitzwegerich: gegen Reizhusten und bei Infektneigung. Zubereitung: 2 Teelöffel Blätter mit 250 Milliliter kochendem Wasser übergießen, 15 Minuten ziehen lassen und abseihen.

Eine günstige Gelegenheit für eine Heilanwendung dieser Pflanzen ergibt sich, wenn Sie gerade einen Infekt oder eine Hauterscheinung haben, die Sie therapieren wollen. Wenn Sie bei einem frischen Atemwegsinfekt mit Reizhusten beispielsweise einen Schleimlöser benötigen, können Sie so lieber den Spitzwegerich einsetzen als ein anderes Heilkraut wie Thymian. Eine gute Idee ist es auch, in der warmen und feuchten Jahreszeit des

Spätfrühlings, in dem diese Pflanzen ja wachsen, das zur Jahreszeit passende Heilkraut direkt bei Spaziergängen am Wegesrand zu ernten und anzuwenden. Informieren Sie sich über das Aussehen der Heilpflanzen, damit Sie sie erkennen, und vermeiden Sie es, die Kräuter an viel befahrenen Straßen zu pflücken. Es ist eine alte Tradition, das zeitgerechte Wachsen von Heilpflanzen als »Fingerzeig Gottes« zu nehmen.

Betablocker

Mitunter gehört zu den schulmedizinischen Therapieanstrengungen beim Basedow auch der Einsatz sogenannter Betablocker, die das autonome Nervensystem blockieren und als Blutdruckmittel wirken oder als Medikamente, mit denen der Herzschlag in seiner Schnelligkeit gedämpft werden kann. Bei der Schilddrüsenüberfunktion werden nicht kardioselektive Betarezeptorenblocker wie Propranolol eingesetzt, was sich nebenbei auch sehr günstig auf die Schilddrüsenüberfunktion selbst auswirken kann. Diese Betablocker mildern nicht nur das Herzrasen, sondern auch andere »nervöse« Erscheinungen und behindern sogar die Umwandlung von T4 zu T3. Sie greifen mit diesen Betablockern also direkt an der Schilddrüse an und können so die Aktivierung von Schilddrüsenhormonen selbst hemmen. Bei schweren Verlaufsformen der Krankheit werden in den meisten Fällen Betablocker eingesetzt, um auf diese Weise auch die Wirkung von Schilddrüsenblockern zu verstärken.

Die Behandlung der endokrinen Orbitopathie

Beim Fortschreiten des Morbus Basedow machen sich relativ bald die Augen durch eine Trockenheit, oft mit Jucken und Entzündung der Bindehaut bemerkbar. Hier helfen konventionelle Tränenersatzmittel oder Salben der Augenheilkunde, aber auch mit homöopathischen Arzneien wie Euphrasia-Augentropfen, dem Augentrost, kann viel bewirkt werden. Diese Tropfen können Sie mehrmals täglich applizieren. Eine Beschwerdelinderung tritt in den meisten Fällen ein.

Euphrasia kann auch innerlich in Form von Euphrasia-D12-Kügelchen eingenommen werden. Eine wichtige homöopathische Arznei in diesem Zusammenhang ist auch Apis D12. Probieren Sie es einmal aus: Nehmen Sie fünf Kügelchen dieser Arznei und beobachten Sie, ob und wie stark die Beschwerdelinderung ausfällt. Bei jeder Verschlechterung der Krankheitssymptome kann diese Medikation wiederholt werden.

Eine dreiwöchige Kur mit Schüßler-Salzen kann ebenfalls Erfolg versprechend sein, um auf mineralischer Seite im Bereich des Augengewebes eine Entlastung hervorzurufen. Hierfür lutschen Sie drei Wochen lang täglich über den Tag verteilt je fünf Tabletten der folgenden Schüßler-Salze:

- Nr. 3 Ferrum phosphoricum D12
- Nr. 4 Kalium chloratum D6
- Nr. 8 Natrium chloratum D6

Radikalmaßnahmen wie die Bestrahlung des Gewebes hinter dem Augapfel oder die Einspritzung von Steroiden (»Cortison«) oder Cyclosporin werden von Augenärzten bevorzugt, sind allerdings wie bereits gesagt sehr sorgsam durchzuführen, da dabei oft gesundes Gewebe verletzt wird und der Sehnerv dadurch so geschädigt werden kann, dass die Blindheit nicht durch die Krankheit, sondern durch die Therapie eintritt. Ähnlich steht es auch mit Operationen der Augenmuskeln oder der Lider, die entweder Doppelbilder vermindern oder kosmetische Wirkung haben sollen. Menschen, bei denen die Krankheit sich so stark ausgeprägt hat, haben in der Regel bereits über Jahre eine ganzheitliche Behandlung versäumt. Es sind fortgeschrittene Fälle, die oft solche drastischen Maßnahmen rechtfertigen oder sogar angezeigt erscheinen lassen, um größeren Schaden zu verhindern.

So hilft Ayurveda

Der Morbus Basedow wird in der indischen Heilkunst als energetisches Phänomen gesehen und die Tatsache, dass sich die Krankheit vor allem im Bereich der Augen und des Halses (und zum Teil auch des Herzens) abspielt, wird unter dieser Denkweise schnell verständlich. Es sind benachbarte Energiewirbel, die sogenannten Chakren. Das Augenchakra wird durch das Element Feuer stimuliert. In ihm tritt das Übermaß von Hitze und Feuchtigkeit deshalb auf, weil in dem benachbarten Energiewirbel, dem Halschakra, durch Verschweigen und Unterdrücken seelischer Konflikte keine Entlastung möglich ist. Deshalb muss die gestaute Energie im Bereich der Schilddrüse in die benachbarten Energiewirbel einströmen. Das warme und trockene Auge ist vom kühlen und feuchten, »wässrigen« Gehirn umgeben und wenn es vom Hals her einen Schub an Hitze und Feuchtigkeit gibt, tobt sich dieser an der Grenze zwischen Auge und Gehirn aus. Oben entzünden sich die Augen, unten beginnt das Herz schneller zu schlagen und in der Brust wachsen Erstickungsgefühle und Angst. Auch das Herz, ein feuchtes und warmes Organ, kann von der überquellenden Hitze geschädigt werden und aus dem hektischen Herzschlag heraus eine Herzschwäche entwickeln. Es kann tatsächlich häufig beobachtet werden, wie sich die Haut über der Schilddrüse und auf der oberen Brust rötet als Ausdruck dieses energetischen Regulationsvorgangs. »Hektische« Flecken nennt das der Volksmund und sie treten häufig auf, fast so, als wolle die Schilddrüse sagen: »Hallo, hier bin ich, bei mir dreht sich alles zu schnell, hilf mir!« Es ist dabei immer interessant zu beobachten, ob diese Rötungen sich auf der Brust, also über dem Herzen ausbilden, wo der Chakrentheorie zufolge die Gefühle entstehen, oder ob sich die roten Flecken nur auf Höhe des Halses bilden, also dort, wo sie Laut und Klang werden sollen. Basedow-Kranke haben meist starke Gefühle ohne Konflikthaftigkeit, aber die Röte am Hals zeigt, dass sie Probleme haben, diesen auf passende Art und Weise Luft zu verschaffen. Auch die chronisch heisere oder belegte Stimme ist hier typisch als Ausdruck einer Blockade. Wenn die Rötung chronisch ist, kann bei der Schilddrüsenmassage ein entzündungshemmendes Öl im gesamten Bereich der Rötung einmassiert werden, um eine breite Wirkung zu entfalten.

Im Ayurveda werden heilende Arzneien für den Morbus Basedow nach dem Gegensatzprinzip ausgewählt. Wo die Krankheit feucht und warm ist, helfen kühlende und trocknende Arzneien. Dafür gibt es Kräutermischungen, die im Ayurveda meist unter Geheimhaltung aus vielen Pflanzen und Mineralien zusammengesetzt und mit Ziffern versehen werden. Allen voran wird aber im ayurvedischen Kulturkreis die Meditation gestellt und das ist richtig so. Das Ruhigwerden im Geist, der Seele und des Körpers ist das genaue Gegenteil zur Angst, zur Hektik und zur inneren Unruhe des Basedow-Kranken. Diese Meditation wird nicht auf Anhieb gelingen, doch je besser der Betroffene sich in sie einübt und einschwingt, desto stärker kann sie Heilsamkeit entfachen.

Ich empfehle für den Beginn gerne Atemübungen, die unter dem Begriff Pranayama zusammengefasst werden. Haben Sie sich schon einmal die Frage gestellt, warum sich die Schilddrüse im Bereich der Atemorgane und dazu ganz in der Nähe des Ortes der Stimmbildung ausgebildet hat? Unsere Hormondrüse hat nämlich etwas mit Atmung zu tun und über die Atmung (und über Töne wie beim Singen oder durch die Schwingungen einer Klangschale) ist sie auch therapeutisch erreichbar, wenn sie erkrankt ist. Im Westen haben wir uns darüber wenig Gedanken gemacht, aber in Asien hängen Schilddrüse und Atem und Lebensenergie unmittelbar miteinander zusammen. Das Yoga ist ohne Pranayama undenkbar. Es bildet dort eine der drei Säulen dieser Heilkunst, von der uns eher die beiden anderen, nämlich die Körperarbeit (Asanas) und die Meditation bekannt sind. Pranayama heißt so viel wie Verlängerung des Atems oder Steigerung der Lebenskraft, es wird also über die Atmung Energie aufgenommen. Viele Störungen des Körpers lassen sich damit beheben, vor allem Blockaden oder Übersteuerungen der Energiewirbel, der sogenannten Chakren.

Diese Form der Atemgymnastik kann in zwei Richtungen durchgeführt werden. Sie kann die Chakren aufwecken, energetisieren und in ihrem Funktionieren beschleunigen oder aber sie kann die Drehung der Chakren verlangsamen und harmonisieren in Fällen, in denen diese Drehung zu hektisch erfolgt. Für die Behandlung des Morbus Basedow brauchen wir verlangsamende Übungen. Warum? Schauen wir uns dieses Thema einmal in der westlichen Denkweise, unter Berücksichtigung physikalischer und physiologischer Erkenntnisse an. Wenn wir rasch atmen, fühlt sich das so an, als würde Energie in den Körper gepumpt. In Asien heißt das, wir nehmen kosmische oder Weltenergie auf. In unserer westlichen Denkweise ist das der Sauerstoff, der über die Lungen in den Körper gelangt. So weit, so gut. Warum allerdings atmen wir manchmal lieber sehr langsam und können auch daraus Kraft schöpfen? Der Verbrauch des Körpers an Sauerstoff sinkt tatsächlich etwas ab, wenn sich unser Körper in einem ruhigen Zustand befindet. Aber da ist noch etwas anderes: Unsere Erregbarkeit nimmt ab, wenn wir langsamer atmen. Ruhiger, tiefer, langsamer Atem lässt Ruhe und Kraft in den Körper einziehen. Wir sammeln uns, kommen zu uns selbst. Rasches Atmen hingegen erregt und weckt auf. Wir scheinen uns zu verlieren. Wir brauchen diesen Atem, wenn wir körperliche Höchstleistungen vollbringen wollen, damit auch trotz höheren Verbrauchs noch genügend Sauerstoff in das Gewebe gelangt. Wir brauchen den Atem aber unter Leistungsbedingungen auch, weil wir wach und energiereich sein wollen. Dieser Mechanismus läuft über andere Bausteine im Körper als den Sauerstoff. Das Wachsein hat viele Faktoren, die es erhöhen oder verringern können. Hier hat die Nebenniere mit ihren Stresshormonen eine wichtige Bedeutung. Vor allem aber gibt es im Blut einen mineralischen Vorgang, der über das Alkalimetall Kalzium verläuft. Geht Kalzium aus dem Blut heraus, werden wir immer erregbarer bis hin zu Angst, Panik, Gefühlsstörungen und Krämpfen – der sogenannten Hyperventilation. Dieser Begriff hat mit dem Sauerstoff selbst nichts zu tun, wohl aber mit der drastischen Änderung des Kohlendioxidgehaltes im

Blut, die durch die verstärkte Atembewegung vermittelt wird. Je heftiger wir atmen, desto stärker sinkt das Kohlendioxid (CO2). Wenn wir hingegen ruhen, atmen wir langsamer, und das Kohlendioxid steigt. Je höher es steigt, desto stärker geht auch der Kalziumgehalt im Blut in die Höhe. Wer schlafen will, tritt in eine Form der Atemruhe ein, die notwendig ist, um überhaupt in die Bewusstlosigkeit eintauchen zu können, und dafür brauchen wir Kalzium. Es schenkt uns die Ruhe, die Geborgenheit und die Sicherheit, die wir brauchen, um überhaupt schlafen zu können. Fassen wir noch einmal zusammen:

- langsamer Atem: viel Kalzium, viel Kohlendioxid, viel Ruhe
- schneller Atem: wenig Kalzium, wenig Kohlendioxid, Ruhelosigkeit

Nehmen wir einmal an, wir haben gerade eine kalziumreiche Kost genossen und schlafen. Wie kann der Körper in dieser Situation verhindern, dass es zu einem Überschuss an Kalzium mit Ablagerung dieses Alkalimetalls im Gewebe kommt zu einer Tageszeit, in der unsere Atmung für die Regulation des Kalziumspiegels ausfällt? Es gibt hier eine Hilfe durch das Hormon Calcitonin. Es sorgt dafür, dass Kalzium aus dem Blut verschwindet und in die Knochen eingebaut wird, wo wir seine Festigkeit auch besonders brauchen. Zu großen Teilen wird dieses Calcitonin in den C-Zellen der Schilddrüse gebildet, zumindest dann, wenn diese gesund ist. Zwar gibt es auch in der Nebenschilddrüse C-Zellen. Sie sind dort allerdings im Wechselspiel mit Zellen, die Parathormon bilden, ein Hormon, das Kalzium und Phosphat ins Blut schickt.

Es wird in der Schulmedizin kaum darauf geachtet, dass bei einer akuten Autoimmunerkrankung wie dem Morbus Basedow eine Entzündung der Schilddrüse auftritt, bei der auch C-Zellen zerstört werden. Wenn bei einem akuten Schub der Erkrankung die Schilddrüse innerhalb weniger Tage von Entzündungswasser aufquillt, sinkt der Calcitoninspiegel ab und es tritt ein Gefühl von Trägheit und Schwäche ein. Durch rascheres Atmen versucht der Erkrankte in dieser Situation, den Kalziumspiegel wieder in Ordnung zu bringen. Dabei treten in vielen Fällen Zustände der Hyperventilation auf, mit erhöhter Erregbarkeit und Herzklopfen, Wachheit und Angst bis hin zur Panik. Dieser Mechanismus erklärt, warum die meisten Menschen bei einem aktiven Morbus Basedow über eine Kombination von Erregtheit und Schwäche klagen, was sich über ein Zuviel oder Zuwenig an Schilddrüsenhormonen allein nicht erklären lässt. Es ist der zweite Hormonmechanismus des Calcitonins, um den es hier geht und der viele Beschwerden verursacht, an denen diese Patienten leiden.

In diesen Fällen setzt das Yoga mit seinem Pranayama direkt an, denn die verstärkte Wahrnehmung und Beeinflussung des Atems kann hier modulierend wirken und damit wieder in Richtung von Ruhe und Kraft arbeiten und dem Körper dabei helfen, diese akute Störung mit Hilfe von anderen Mechanismen zu überwinden, die ihm zur Verfügung stehen. In früheren Zeiten haben Yogis ihre Fähigkeit, den Atem zu verlangsamen, so weit ausgefeilt, dass sie sich über Tage oder sogar Wochen begraben lassen konnten, bevor sie auf wundersame Weise wieder auferstanden – ein Mythos, der auch in unserer Kultur im Christentum mit der Wiederauferstehung Jesu nach drei Tagen weitererzählt wird. Eine Körperbeherrschung von diesem Ausmaß kommt uns übermenschlich vor, weil das Leben hier gebändigt zu werden scheint und man einen Teil Gewalt über sich und sein Schicksal gewinnt. Gerade diese Empfindung, diese Erfahrung braucht der Mensch mit Morbus Basedow aber. Er will sich und sein Leben ja wieder in den Griff bekommen, seine Erregbarkeit einzäunen und wieder für sich nutzbar machen.

Langsames Atmen bewirkt auch, dass der Herzschlag zurückgeht und schwächer und langsamer wird, bis er kaum mehr wahrgenommen werden kann. Mit Hilfe der Atmung Herr über Leben und Tod zu werden – zumindest ansatzweise – erlaubt uns, die uns innewohnende Kraft zu spüren und wieder freier auf äußerliche Gegebenheiten zu reagieren, uns auf die Wechselfälle des Lebens einzulassen. Tiere, die einen Winterschlaf halten, verfügen über die gleichen Fähigkeiten. So weit müssen wir nicht gehen, doch den Körper abzuhärten gegen Stress verschiedenster Art oder ihn in der Phase der akuten Erkrankung der Schilddrüse zu stabilisieren und durch Übung wieder in die eigene Mitte zurückzufinden, wo Ruhe und Kraft zur Heilung geschöpft werden können, das ist ein lohnenswertes Ziel.

Betroffene können sich verschiedene Techniken von erfahrenen Yogis zeigen lassen oder in einer Gruppe mit verschiedenen anderen Asanas kombinieren, um ihre Wirkung zu steigern. Einfache Maßnahmen wie das Nadi Suddhi Pranayama, das wechselnde Atmen durch ein Nasenloch, sind aber auch in Eigenregie erlern- und zu Hause anwendbar. Diese Atemübung lässt sich in einer ruhigen halben Stunde abends sehr gut mit der Schilddrüsenmassage und anderen Heilanwendungen, meditativer Musik und Aromatherapie kombinieren. Hier eine kurze Übungsanleitung:

Setzen Sie sich für das Nadi Suddhi Pranayama im Lotussitz hin. Es reicht aber auch, wenn Sie sich aufrecht auf einen Stuhl setzen, beide Füße auf den Boden, ohne sich anzulehnen. Schließen Sie die Augen, entspannen Sie sich, achten Sie auf den Atem. Legen Sie Zeigefinger und Mittelfinger auf die Handfläche, Daumen und Ringfinger bleiben gestreckt. Legen Sie den Daumen sanft an den rechten Nasenflügel und den Ringfinger an den linken Nasenflügel . Falls Sie die linke Hand benutzten, legen Sie den Daumen sanft an den linken Nasenflügel und den Ringfinger an den rechten Nasenflügel. Verschließen Sie zuerst bei der Ausatmung das linke Nasenloch, atmen Sie durch das rechte aus. Atmen Sie anschließend durch das rechte Nasenloch ein. Schließen Sie nun das rechte Nasenloch, öffnen Sie das linke und atmen Sie durch das linke Nasenloch aus. Atmen Sie anschließend durch das linke Nasenloch ein. Danach wechseln Sie erneut. Atmen Sie langsam und rhythmisch. Wiederholen Sie diese Übung so lange, wie sie angenehm ist. Je erfahrener Sie mit dieser Übung werden, desto länger können Sie sie anwenden und dabei die Phasen des Ein- und Ausatmens verlängern.

Arzneien für das Halschakra

Das Konzept der Chakrenlehre geht so, dass sieben Energiezentren im Bereich der Wirbelsäule die kosmische Energie wie Trichter einfangen und für den Körper nutzbar machen. Leben ist das ordnungsgemäße Drehen dieser Wirbel und das Verarbeiten und Ausscheiden dieser kosmischen Energie. Die konkrete, darüber hinausgehende Aufgabe des Halschakras ist es, die unbestimmten Gefühle zu klären, die in der Brust im Bereich des

Herzchakras aufsteigen, sie wirklicher zu machen, in die Realität hinein zu ziehen und dort darzustellen, indem die Stimme dazu genutzt wird, Gedanken und Gefühle auszudrücken. Das Ungerichtete, das Nebelhafte muss konkret werden, damit es der Betroffene einschätzen und in sein Leben integrieren kann.

Beim Morbus Basedow gelingt es nicht, das, was man fühlt, Wirklichkeit werden zu lassen. Unverstanden zu sein und emotional nicht an sein Ziel zu kommen, sind die Folge. Die Sehnsüchte, die in der Brust toben, bleiben bei den Kranken Illusionen, werden nicht wahr und können sich deshalb auch nicht erfüllen. Bei manchen schwillt davon der Hals an, was man wie bereits weiter oben erwähnt Struma (Kropf) nennt. Es ist die Frustration, die Wut, die dazu führt, dass man »so einen Hals« bekommt und nun daran geht, die Schilddrüse mit Autoantikörpern zerstören zu wollen, jene Drüse, die den Gefühlshaushalt regelt.

Alles, was so an einem Halschakra dranhängt, wird bei einer Blockade schlechter funktionieren als zuvor. Es sind die Ausdrucksorgane, also Mund, Kiefer, Kehlkopf, Mimik, Arme und Hände, aber auch die Ohren als jene Sinnesorgane, die den verbalen Ausdruck der anderen wahrnehmen und aufnehmen und ebenso wie die Stimme mit der Luft arbeiten, mit dem Schall, den sie erzeugen. Die Luft, die in die Lungen streicht und dabei Energie in den Körper einfließen lässt, wird ja auf Höhe der Schilddrüse zur Lauterzeugung genutzt. Das kann kein Zufall sein, sondern hat eine tiefe Bedeutung. Schilddrüse und Kehlkopf sind beides Organe, die das Element Luft benutzen, um spürbar zu werden, jenes Element, mit dem wir unsere Gefühle mitteilen. Wo das Auge eindeutig Teil des Elementes Feuer ist und das scharfe, klare Erkennen erlaubt, sind die Stimme und das Hören jene Bereiche, in denen sich unsere Gefühle entfalten können und von uns selbst und unseren Mitmenschen auch spürbar wahrgenommen werden. Die Stimme als Ausdrucksorgan unserer Gefühle sagt sehr genau, wie es um uns bestellt ist. Vor allem aber drückt sie die Mischung der Aktivitäten von »Kopfhirn« und »Bauchhirn« aus, die Kombination zwischen Verstand und Gefühl, zwischen Streben und Sehnen. Wir haben eine Milliarde Nervenzellen im Gehirn und eine Milliarde Nervenzellen im Bauchraum. Beides muss miteinander arbeiten, kommunizieren, und so wird auch anatomisch betrachtet der Hals zur Schnittstelle zwischen der Ratio des Oben und der Emotionalität des Unten. In der Sprache der Elemente vermischt sich im Bereich des Halses das trockene und heiße Element des Feuers der Erkenntnis mit dem kühlen und feuchten Element des Fühlens – Mann und Frau, Yin und Yang – und es entsteht daraus etwas Feuchtes und Warmes, nämlich das Element Luft. Deshalb liegen unsere Atmungsorgane auch dort, wo sie untergebracht sind, und aus diesem Grund finden wir die Stimmbildung auch im Bereich des Halses.

Es kann kein Zufall sein, dass viele Vögel – und darunter vor allem die leichteren – so schön singen: diese luftigen Tiere, die nicht nur dem Himmel näher sind, sondern auch der Leichtigkeit, die Sauerstoffreichtum in einem Körper erzeugt. Der Gesang ist der natürliche Ausdruck der Lebensfreude, des hormonellen Überschusses. Man kann funktionierende Hormone in einer Stimme ebenso hören wie nicht funktionierende. Das aufgeregte Krächzen der Stimme im akuten Schub des Morbus Basedow wird auch dem Erkrankten selbst fremd erscheinen, weil er sich so nicht kennt. Genauso gut wie Stimmübungen oder einfach häufiges Singen hilfreich sein können, um diese Krankheit zu verbessern, ist auch alles andere, das ein Halschakra harmonisieren kann, positiv zu sehen. Dazu gehört auch die Psychologie, sich im Leben stärker Luft zu machen, stärker in Worte zu fassen, was einen bewegt, das Ungehörte hörbar zu machen. Aber der Betroffene kann auch ganz konkret und mechanisch eine geeignete Klangschale benutzen, die er sich im Liegen vorne auf den Hals stellt und sanft anschlägt, sodass ihr Gesang bis in die Tiefe der Schilddrüse einziehen kann.

Wer – psychosomatisch gesehen – eine Entzündung der Schilddrüse erzeugt, um im Leben »vernünftiger« zu werden oder sich zu schwächen, legt damit auch Hormonflüsse lahm, die weit tiefer liegen. Das Bauchhirn, das vor allem mittels Serotonin und Dopamin arbeitet und für unsere Emotionalität zuständig ist, tritt dann in der Bedeutung zurück und das Kopfhirn gewinnt mit seiner trockenen Rationalität die Überhand. Gleiches geschieht mit Gebärmutter und den Eierstöcken und den Hormonen, die dort gebildet werden, um sich im ganzen Körper mitteilen zu können. Die Schilddrüse hat eine vermittelnde Rolle zwischen oben und unten. Sie setzt das um, was ihr das Gehirn an Befehlen mit seinen Botenstoffen sagt, kann aber auch den ganzen Körper und somit auch das Gehirn mit seinem jodhaltigen Hormon aktivieren. Noch stärker erkennen wir seine Wirkung im Bauchraum, wo ein Feuer der Leidenschaft nur wachsen kann, wenn auch die Schilddrüse das ihre dazu tut.

Genauso wie Kehlkopf, Luftröhre und Lungen damit beschäftigt sind, durch Sprache und Gesang eine harmonische Verbindung zwischen Yin und Yang herzustellen, wie das die Chinesen ausdrücken, führt der Morbus Basedow durch eine Fehlfunktion der Schilddrüse zu einem Yin-Überschuss. Diese Menschen leben zu stark im Gefühl, empfinden extrem, emotionalisieren alles. Es fällt ihnen schwer, die Welt nüchtern zu sehen, logisch zu denken. Sie sprechen aufgeregt, verlieren sich in tausend Dingen, verzetteln sich. Das »Überdrehen« des Halschakras führt auf diese Weise zu einer verstärkten Durchblutung der Schilddrüse, was ja auch im Ultraschall deutlich sichtbar ist. Die dabei entstehende Hitze und der Sauerstoffreichtum fördern die Überaktivität der Schilddrüsenzellen und können eine Entzündung aufrechterhalten. Hier können eine sanfte Massage mit einem kühlenden und trocknenden Öl wie dem Nachtkerzenöl und eine kühle Auflage und körperliche Ruhe stabilisierend wirken.

Unter den homöopathischen Mitteln, die für den Hals bevorzugt zur Heilung eingesetzt werden, finden sich vor allem die Folgenden:

- **Argentum nitricum**
  Es wirkt gegen Angst und Selbstzweifel und hilft bei Panikattacken sowie fehlendem Urvertrauen. Zudem bewegt es den Erkrankten dazu, die Zunge zu lösen und über Gefühle zu sprechen.

- **Gelsemium sempervirens**
  Es lindert Erwartungsängste und verleiht einem die Kraft dazu, um Prüfungen zu bestehen. Es ist eine wichtige Arznei bei Herzklopfen und Verkrampfungen des Nackens.

- **Lilium tigrinum**
  Diese Arznei wird bei einer Blockade sexueller Lüste gegeben und wirkt aktivierend und normalisierend auf das Geschlechtsleben.

- **Phosphorus**
  Hier finden wir ein großes Heilmittel bei Ängsten, die durch Sorgen vor allem um andere Menschen entstehen.

- **Pulsatilla**
  Die Küchenschelle wird in der homöopathischen Praxis gerne bei Überempfindlichkeit, dem Wunsch, getröstet zu werden, bei Neigung zum Weinen und bei mädchenhafter, jugendlicher Verhaltensweise gegeben. Man fühlt sich zu weich und zu schwach, um das Leben überhaupt bewältigen zu können.

All diese Arzneien sind in den meisten Fällen von Morbus Basedow als Hilfsmittel angezeigt. Ich empfehle Ihnen, von jedem oben genannten Mittel in der Potenz D12 und der Füllmenge N1 täglich jeweils fünf Kügelchen einzunehmen. Verteilen Sie die Einnahme möglichst über den Tag.

Führen Sie diese Therapie drei Wochen lang durch und machen Sie danach eine Pause, um den Behandlungserfolg zu prüfen. Sie werden sich weit besser fühlen und geradliniger und entscheidungskräftiger handeln, als Sie zuvor imstande waren.

Die Schilddrüsenmassage

Ich halte es für wichtig, dass jeder Schilddrüsenkranke auch physisch Kontakt mit dem Organ aufnimmt, es begrüßt, ihm die Ehre der Berührung verleiht und es damit adelt. Schließlich war es ja die Schilddrüse, die seelische Konflikte in der Vergangenheit aufgenommen und abgebildet hat und mit einem mitleidet.

Sie ist, wenn man es so ausdrücken will, eine gute Freundin, der wir als Erstes zurückgeben wollen, was wir an Hoffnung und gutem Willen haben, und das im Versuch, gemeinsam wieder stark zu werden. Dafür eignet sich die Massage sehr gut, ein altes Heilverfahren, das schon vor Jahrtausenden angewandt wurde und auch heute noch einen wichtigen Platz im Repertoire der Medizin einnimmt. Die Wissenschaft spricht von einer Förderung der Durchblutung und des Lymphflusses durch die Massage, was als Unterstützung für eine raschere Überwindung einer Entzündung gilt. Die Wirkung der Massage greift aber tiefer und reicht bis in die Seele hinein. Das haben wir bereits als Kind gespürt, wenn wir uns verletzt hatten und merkten, wie schnell der Schmerz wegging, wenn unsere Mutter die Stelle sanft berührte und darüber strich.

Es war im 19. Jahrhundert, dem Zeitalter der Elektrifizierung, üblich, diese Wirkung mit elektrischen Phänomenen und Polaritäten erklären zu wollen. Energieflüsse, wie sie ein Reiki-Therapeut aktiviert, sind ähnliche Beschreibungen, die man in Fernasien dafür gefunden hat. Heute ist es im Westen die Quantenmedizin, die durch streichende Bewegung der Aura eines Menschen heilende Wirkung auf die Matrix, die Erinnerungsstruktur in unserem Inneren, erreichen möchte. Wirklich nahe kommen wir dem Sinn und der Wirkung von Berührungen dadurch aber nicht. Berührungen können Heilung hervorrufen und selbst Jesus Christus war sich nicht zu schade, damit Krankheiten austreiben zu wollen. Im Gefolge dieser langen Tradition halte ich es aber für wichtig, nicht auf einen Erleuchteten zu warten, der einen von einer Krankheit befreit, sondern zu verstehen, dass auch das Berühren des eigenen Körpers völlig in Ordnung, segensreich, heilend und heilbringend sein kann.

Wer sich selbst berührt, gewinnt Macht über sich selbst, wird autonom, wird unverletzlich und kann das Glück in sich selbst finden. Aus diesem Grunde gibt es keine alten Schriften über die segensreiche Wirkung der Selbstmassage, denn diese wurden ja in der Regel mit dem Hintergedanken verfasst, Herrschaft über die Menschen auszuüben. Wer sich aber selbst berührt und seine Seele in die Berührung legt, kann große Heilwirkungen entfalten. Gerade in Bezug auf die Schilddrüse wäre es schade, sich nicht selbst zu massieren, denn sie liegt vorne frei am Hals, kann leicht berührt werden und ist für äußere Einflüsse offen. Das gilt für das Gute wie auch für das Schlechte. Wir spüren schädliche Einwirkungen auf dieses sich so freimütig darbietende innere Organ sehr schnell, wenn es uns beispielsweise »die Kehle zuschnürt« und sind dankbar, wenn in diesem Bereich einmal etwas Angenehmes spürbar wird. Eine sanfte Berührung. Ein Streicheln.

Viele Menschen mit Morbus Basedow können nichts Enges mehr am Hals ertragen. Dort, wo die Luft über den Mund bis in die Lunge geht, an dieser Stelle des Durchflusses des Elementes Luft, kann ein schneller Würgegriff oder eine Schlinge das Leben in uns sehr schnell abschnüren. Dorthin projizieren wir auch unsere Ängste und wenn sich die Schilddrüse entzündet, geschieht das oft auch, weil wir am Hals exponiert sind, verletzlich, am ehesten angreifbar. Diese Verletzlichkeit legen wir mit einer Schilddrüsenentzündung offen. So ist es bei Heilanstrengungen auch psychologisch wichtig, dass wir durch eine Selbstmassage der Schilddrüse wieder Vertrauen fassen, das kranke Organ streicheln, es aufmuntern und ihm positive Empfindungen vermitteln.

Viele sind unsicher in Bezug auf die Selbstmassage. Soll im Uhrzeigersinn massiert werden? Wie stark soll massiert werden? Und wie lange? Meine Antwort darauf: Spüren Sie in sich hinein, tasten Sie sich vor. Machen Sie es so, dass es sich gut anfühlt, ohne über eine bestimmte Technik nachzudenken. Wenn die Schilddrüse nach der Massage wehtut, haben Sie zu fest massiert. Verringern Sie beim nächsten Mal den Druck. Fassen Sie Mut, überwinden Sie sich. Es wird Ihnen unendlich gut tun. Um Ihnen die Unsicherheit gerade am Anfang dennoch etwas zu nehmen, möchte ich Ihnen die Grundprinzipien der Schilddrüsenmassage vorstellen.

Die Schilddrüse befindet sich knapp über dem Brustbein, etwa zwei Querfinger über dem Grübchen, das die vorn zusammenlaufenden Halsmuskeln bilden, seitlich neben der Luftröhre und unter dem Kehlkopf.

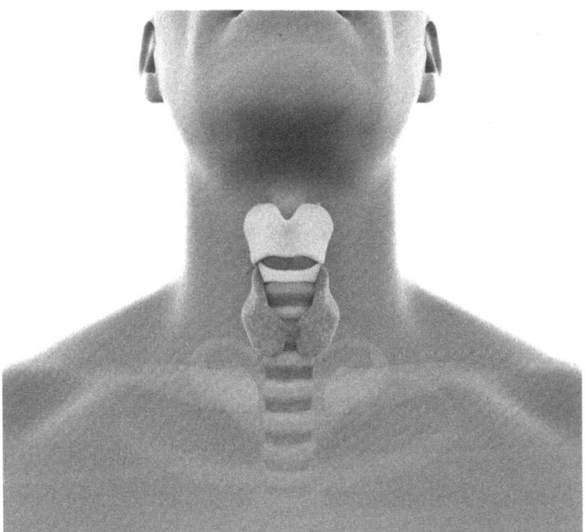

Abb. 1: Die Schilddrüse befindet sich seitlich von der Luftröhre, knapp unter dem Kehlkopf.

Die direkte Massage

Sie massieren den linken Lappen der Schilddrüse mit zwei Fingern der rechten Hand und den rechten Schilddrüsenlappen mit zwei Fingern der linken Hand. Sie benetzen die Fingerspitzen vor der Massage mit einem wohlriechenden Öl, das die Haut nicht reizt. Ich empfehle gerne Kokosöl oder Sanddorn-Fruchtfleischöl (hierauf gehe ich später noch etwas näher ein), und befeuchten die Fingerspitzen auch zwischendurch immer wieder mit diesem Öl, um möglichst große Mengen davon in die Haut einzumassieren und dadurch bis an die Schilddrüsenkapsel heranzubringen. Sie berühren die Schilddrüse sanft, versuchen Sie zu ertasten und üben einen leichten Druck auf sie aus. Sie wollen dadurch die Durchblutung erhöhen und auch einen Anreiz für den Abfluss gestauter Lymphe bieten. Diese Massage wird auf jeder Seite etwa fünf Minuten lang durchgeführt. Ist die Schilddrüse entzündet, sollte die direkte Massage sehr vorsichtig erfolgen. Umso wichtiger ist es in dieser Situation, durch Muskelübungen und Massagen in der Umgebung der Schilddrüse eine heilende Wirkung auf das erkrankte Organ zu erreichen.

Die indirekte Massage

Indirekt massieren Sie hauptsächlich durch Bewegungsübungen der die Schilddrüse umgebenden Muskulatur. Zwei Muskelgruppen sind hier wichtig. Mit den **Ausdrucksmuskeln** bewegen Sie die Schilddrüse selbst und ihre Umgebung und fördern damit die Durchblutung vor Ort wie auch den Lymphabfluss im Halsbereich. Die Schilddrüse ist eingebettet in diese Muskulatur, die wir zum Sprechen, zum Singen, zum Kauen und zum Schlucken verwenden. Die Schilddrüse befindet der asiatischen Heilkunst zufolge im Bereich des Halschakra, einem Energiewirbel, der durch Selbstausdruck, Worte und Laute stimuliert wird und der sich auch verschließt und blockiert, wenn man verstummt. Diese Situation des Verstummens ist sehr häufig das Krankmachende bei Schilddrüsenleiden. Umso wichtiger ist es, neue Beweglichkeit in der starr und oft steif gewordenen Muskulatur zu gewinnen. Es geht hier um das Grimassieren schlechthin. Die Grimasse ist der Ausdruck des Gesichts, der vor allem in dem Bereich um den Mund herum gebildet wird, der auf der Vorderseite des Halses verläuft. Es sind also der Mund, aber auch der Kehlkopf und (wenn auch im gesunden Zustand unsichtbar: die Schilddrüse) an dieser Ausdruckshaltung beteiligt. Berufssänger wissen, dass sie diese Muskulatur zuerst lockern und warm machen müssen, damit die Stimme dann auch gut klingt. Diese entspannende Wirkung auf den Kehlkopf und seine Umgebung ist das eine. Zugleich profitiert aber auch die Schilddrüse von diesen Übungen, wird wieder besser durchblutet durch Entkrampfung und kann dadurch weit besser durch eine fein abgestimmte Hormonproduktion die Emotionalität in die Stimme legen.

Die erste Übung geht so: Strecken Sie die Zunge heraus, bewegen Sie sie in alle Richtungen und machen Sie dabei Laute. Kneifen Sie die Muskulatur des Gesichtes dann bei geschlossenem Mund wieder zusammen, lassen Sie sie locker. Öffnen Sie erneut den Mund, strecken Sie die Zunge wieder heraus, bewegen Sie sie, machen Sie Laute. Wiederholen Sie diese Übung zehn Mal. Vermeiden Sie Verkrampfungen durch übertriebene Bewegungen, versuchen Sie locker zu bleiben und Spaß bei dieser Übung zu haben.

Die zweite Übung betrifft das Platysma, den oberflächlichen Muskel, der über die Vorderseite des Halses bis hin zum Schlüsselbein verläuft. Schlucken Sie als Vorbereitung erst einmal und halten Sie in der Schluckbewegung inne, um zu spüren, wo dieser Muskel sitzt. Er liegt flach unter der Haut der gesamten Halsvorderseite. Spannen Sie das Platysma bei der Übung fünf Sekunden lang an, lassen Sie wieder locker. Wiederholen Sie diese Übung zehn Mal. Das Platysma und die darunter liegende Muskulatur der vorderen Halsseite, die Sie dabei vielleicht mitbewegen werden, verkrampfen sich im Alltag häufig, wenn es um Auseinandersetzungen mit anderen Personen und um die Kommunikation mit Ihrer sozialen Umgebung geht. »So einen Hals kriegen« heißt dazu die Redensart. Man kriegt diesen Hals weniger, wenn man seinem Unwillen Luft macht, sondern eher, wenn die unterdrückte Wut sich im Halsbereich staut und ihn blockiert. Das Platysma bewusst anspannen und entspannen zu können, hat hier die Funktion, unwillkürliche Verkrampfungen zu mildern und mit der Zeit ganz aufzulösen. Das hat eine wichtige entspannende Wirkung auch auf die Schilddrüse, die bei Belastungssituationen nicht mehr als Schutzschild diese Einwirkungen abfangen muss, sondern besser geschützt ist unter der stabil gewordenen und anpassungsbereiten Muskulatur.

Durch diese Übungen wird die Schilddrüse indirekt massiert. Aber auch konventionelle massierende Berührungen in der Umgebung der Schilddrüse sind hier hilfreich. Streichen Sie nach den Muskelübungen mit den mit Öl benetzten Fingerspitzen seitlich am Hals über den großen Gefäßen sanft von ganz oben, beginnend unter dem Ohr, bis nach ganz unten hin zum Grübchen über dem Brustbein. Sie fördern damit noch einmal zusätzlich und direkt den Abfluss der Lymphe aus dem Halsbereich. Diese sanfte Massage der Halsseite hat große Bedeutung bei allen Schilddrüsenerkrankungen, bei denen auch die Halslymphknoten geschwollen sind, vor allem bei der Thyreoiditis de Quervain, ist aber bei allen entzündlichen Schilddrüsenerkrankungen sinnvoll und deshalb auch beim Morbus Basedow.

Die **Haltemuskulatur** des Halses ist weniger am Ausdruck beteiligt, sondern hat vorwiegend die Aufgabe, den Kopf zu tragen. Auch das sollten Sie nicht mechanisch sehen, sondern als psychosomatisches Phänomen, dass wir mit einem guten Muskeltonus im Nacken aufrecht stehen, anderen das Gesicht zuwenden, Haltung bewahren. Wir wollen kein Wendehals sein, aber auch nicht starrköpfig werden. Es ist sinnvoll, immer wieder durch eine Massage daran zu arbeiten, Verkrampfungen der Nackenmuskulatur aufzulösen und Stabilität durch einen guten Muskeltonus aufzubauen, der uns in die Lage versetzt, bei Belastungssituationen stärker und selbstbewusster agieren zu können, ohne dabei zu verkrampfen, und der uns dabei hilft, geradliniger und konsequenter zu werden und trotzdem nicht stur, sondern anpassungsfähig, wendig und weich, wo es notwendig und sinnvoll ist. Wenn uns das gelingt, dann wird die Schilddrüse zu allen Zeiten gut durchblutet bleiben und damit gar nicht erst erkranken. Oder zumindest wird sie wieder genesen können.

Die Haltemuskulatur setzt sich aus vielen Muskeln zusammen, die zum Großteil im Nacken sitzen. Sind diese verkrampft, blockieren sie den Blutfluss in den Adern des Halses und drosseln auch die Blutversorgung von Nerven, die zur Schilddrüse hin ziehen. Wahrscheinlich ist die daraus entstehende Nervenstörung im Gewebe einer der Hauptfaktoren, die Veränderungen in der Schilddrüse hervorrufen. Die Blockade im Bereich des

Nervensegmentes führt zu Blockadeerscheinungen im Drüsengewebe, die sich häufig als Knoten manifestieren, aber auch entzündlich werden können, wenn die Drosselung der Blutzufuhr zu lang anhaltend oder intensiv ist.

Es gibt viele Arten, um Verspannungen im Nacken zu lindern oder aufzuheben. Von der Osteopathie, die mit ganz sanften Impulsen arbeitet, bis hin zum beherzten Ruck des hoffentlich auch mit Einfühlsamkeit begabten Chirotherapeuten, kann man vieles tun, um den Muskeltonus im Nacken zu senken. Dazu gehört auch die Massage. Manche Menschen brauchen hier sehr kräftige Impulse, um entspannen zu können, andere sind extrem empfindsam und können nur ganz sanft streichende Behandlungen ertragen, wie man das beispielsweise von der Breuß-Massage kennt. Wenn Sie selbst in Eigenregie Ihren Nacken massieren wollen, dann tun Sie das am besten im Sitzen, benetzen die Handfläche mit Öl und streichen dann auf der Seite des Körpers mit der entsprechenden Handfläche quer über den leicht gebeugten Nacken. Behandeln Sie eine Seite über einige Minuten hinweg und gehen Sie dann zur anderen Seite über, um gar nicht erst einseitige Verspannungen des Nackens hervorzurufen.

Wenn Sie dann wieder auf die Gegenseite zurückkehren, versuchen Sie die streichende Bewegung nun nach vorne hin zu verlängern und gleiten Sie dabei auch über die Schilddrüse. Sie massieren in einer ganzen Bewegung von hinten im Nacken bis nach vorne zur Halsmitte und schaukelnd wieder zurück. Damit verbinden Sie – psychosomatisch gesprochen – die ausdrucksstarke Vorderseite des Halses mit der stützenden Rückseite des Nackens und führen dabei halb bewusst eine Meditation über das Innen und das Außen schlechthin, über die Rolle, die Sie im

Leben spielen und das Selbst, das hinter dieser Rolle lebt und oft damit in Konflikt gerät.

Hilfreich ist es, während der Massage zu singen. Die Vibration, die dabei entsteht, unterstützt die Wirkung der Massage, die leicht unter dem Kehlkopf durchgeführt wird.

Massieren Sie jeden Tag so lange, wie das die Schilddrüse akzeptiert und wie Sie Zeit haben. Massieren Sie mindestens über vier Wochen, bevor Sie Bilanz ziehen und Ihre Arbeit einer Erfolgskontrolle unterwerfen.

Einen ersten Einstieg in die Naturheilkunde liefert an dieser Stelle auch die Wahl des Öls. Sie sind darin frei. Ich empfehle, ein Öl zu verwenden, da eine Massage mit der bloßen Hand trocken ist und an der Haut reibt. Das falsche Öl reizt vielleicht die Haut und ist unangenehm, seien Sie also kritisch, wenn Sie ein Öl auswählen. Zudem soll das Öl bereits so riechen, dass Sie sich darauf freuen, damit zu massieren. Der Duft ist so wichtig wie die Wirkung des Öls. Am wichtigsten aber ist: Das Öl sollte medizinische Wirkungen entfachen und das macht es, wenn Sie es nach der Elementelehre aussuchen. Es gibt wärmende und kühlende Öle und wenn wir es mit einer feuchten und warmen Krankheit wie dem Morbus Basedow zu tun haben, wäre es gut, ein kühlendes Öl einzusetzen.

Ich empfehle zum einen gerne Kokosfett oder Kokosöl. Es riecht angenehm, kühlt und befeuchtet, weshalb die Haut des Halses davon geschmeidig wird. Es eignet sich besonders für feurige Typen, also tatkräftige Menschen in der Mitte des Lebens, die zu innerer Überhitzung wie Bluthochdruck oder Entzündungen neigen. Es ist im Reformhaus erhältlich. Probieren Sie aus, ob es sich für Sie eignet.

Zum anderen empfehle ich gerne Sanddorn-Fruchtfleischöl. Sanddorn speichert in seinen Früchten Sonnenenergie ab. Chemisch gesprochen heißt das, dass sein Extrakt entzündungshemmend ist und dabei überaus reich an Vitamin C. Verwenden Sie dieses Öl, wenn die TPO-Antikörper hoch sind, das heißt, wenn eine starke Entzündung der Schilddrüse vorliegt. Das Öl ist allerdings nicht sehr beständig und riecht auch nicht besonders gut. Einige Menschen berichten nach der Anwendung über eine Reizung der Haut des Halses bis hin zu Ekzemen. In diesen Fällen ist die beste medizinische Wirkung nicht viel wert. Deshalb setzt die Firma Weleda beispielsweise ihrem sehr angenehm duftenden Öl nur sehr geringe Mengen Sanddornöl hinzu, wodurch die Hautreaktionen im Regelfall ausbleiben. Dennoch ist dabei noch eine Heilwirkung zu verzeichnen. Entscheiden Sie, welches Sanddornöl für Sie das Beste ist.

Gute Erfahrung gemacht habe ich auch mit Nachtkerzenöl und Königskerzenöl. Lassen Sie sich hier vom Duft leiten. Was Ihnen angenehm ist, wird das richtige Öl für Sie sein.

Der Schilddrüsenwickel

Im Altertum, aber auch im Mittelalter waren Wickel ungemein populär. Liest man die Bücher von Hildegard von Bingen, gewinnt man dabei das Bild von Kranken, die von Kopf bis Fuß mit Wickeln bedacht sind. Wickel wurden mit pflanzlichen und mit tierischen Produkten gemacht. Manchmal ist die Indikation von damals für einen Wickel schnell verständlich: Beispielsweise trug man früher Gänsefett, Entenfett oder Schweinefett auf der Brust bei Menschen auf, die eine Erkältung, vielleicht sogar eine Lungenentzündung hatten, und wickelte diese Fettschicht dann mit Stoff ein, wodurch Wärme entstand. Es scheint die Kälte und den Schleim aus der Brust zu ziehen. Gedanklich kam es zu dieser Therapie unter folgender Vorstellung: Es muss einen Grund haben, warum diese Tiere oft trotz starker Kälteeinwirkung keine Erkältungskrankheiten bekommen, und das Fett ist wahrscheinlich der Schlüssel dazu. So wird Fett, das nach der Elementelehre warm und feucht ist (darunter besonders das Cholesterin, das der Grundbaustoff der Geschlechtshormone und der Kortikoide ist) zum Heilmittel bei Erkrankungen, die durch Kälte hervorgerufen werden.

Ein Fettwickel um die Schilddrüse würde deshalb wahrscheinlich eher schaden als nutzen, denn die Schilddrüse ist schon überhitzt. Wie sieht es aber beispielsweise mit Quark aus, dem häufigsten Heilmittel, das heute noch für Wickel verwendet wird?

Quarkwickel

Es handelt sich dabei um vergorene, sauer gewordene Milch. Sie schmeckt sauer und ist nach der Elementelehre als kühlende und befeuchtende Arznei zu sehen. Quarkwickel werden heute häufig bei Entzündungen mit Schwellungen gemacht, vor allem bei akut geschwollenen Gelenken. Da stellt sich die Frage: Warum legt man sie nicht auch auf die Schilddrüse? Sie liegt genauso frei wie ein Gelenk und am Hals kann man gut Wickel anlegen. Wer gesehen hat, wie rasch sich entzündetes Gewebe durch diese Wickel über Nacht beruhigen kann, wird großes Vertrauen in die Heilwirkung eines Quarkwickels beim Morbus Basedow haben. Und tatsächlich kenne ich mittlerweile hunderte von Patienten, die vor allem durch dieses Heilmittel und insbesondere bei akuter Entzündung der Schilddrüse eine rasche Linderung erfahren haben. Hier ist ein Quarkwickel in der Spitze der Krise segensreich, da dadurch rasch die Beschwerden zurückgehen. Alternativ kann man natürlich auch einen Kühlpack auf den Hals legen, was gerade dann, wenn Herzklopfen, Panik, hoher Blutdruck und allgemeines Hitzegefühl herrschen, hilfreich sein kann. Ein mit Eiswürfeln gefülltes Tuch, das um den Hals geschlungen wird, kann Wunder wirken. Aber viele Menschen mit chronisch entzündeter Schilddrüse empfinden zu viel Kälte am Hals und direkt auf der Schilddrüse auch als unangenehm. Spüren Sie auch hier einfach in sich hinein, was Ihnen gut tut.

Doch wie machen Sie Quarkwickel? Die beste Wirkung hat vermutlich Speisequark, der direkt beim Erzeuger aus Kuhmilch gewonnen wurde. Achten Sie darauf, dass der Quark möglichst jodfrei ist. Lassen Sie den Wickel etwa 15 Minuten um den Hals gelegt, bis der Quark trocken geworden ist. Sie können auch einen Klecks Speisequark aus dem Kühlschrank direkt auf die Schilddrüse geben, Haushaltsfolie darum wickeln und das über Nacht belassen. Probieren Sie es aus.

Weißkohlwickel

Eine sehr interessante Arznei ist der Weißkohl, denn er beinhaltet, wie wir schon gehört haben, einen natürlichen Schilddrüsenblocker, vergleichbar mit Thiamazol oder Carbimazol, also mit Arzneien, die für die Behandlung von Schilddrüsenüberfunktionen eingesetzt werden. Wenn Sie bei frischen sauberen Weißkohlblätter mit dem Messer die Rispen herausschneiden, den Rest mit dem Nudelholz matschig rollen und in mehreren Schichten auf die Schilddrüse auflegen, mit Haushaltsfolie umwickeln und über Nacht einwirken lassen, haben Sie einen Wickel gemacht, der einerseits nachweislich entzündungshemmend ist und zugleich besonders dazu geeignet ist, eine überschießende Bildung von Schilddrüsenhormonen zu bremsen. So kann ein Weißkohlwickel Angst und Panik, Hitzegefühl, Herzklopfen, Schweißausbrüche und Haarausfall lindern, zur Rückbildung bringen oder sogar ganz verhindern.

Wickel mit Wolfstrappkrauttee

Dies ist eine weitere Alternative zum Quark. Geben Sie abends einen Esslöffel Tee in 100 Milliliter kaltes Wasser, lassen Sie eine Stunde ziehen, gießen Sie das Wasser ab, lassen Sie den Tee abtropfen und legen Sie ihn dann auf ein Tuch, das Sie sich um den Hals binden und über Nacht wirken lassen. Auch dieser Tee beinhaltet einen natürlichen Schilddrüsenblocker und hilft bei der Schilddrüsenüberfunktion, den Einbau von Jod zu behindern. Die Pflanze selbst ist nach der Elementelehre kühlend und trocknend, was sich positiv auf die Entzündung der Schilddrüse auswirken wird.

Eine Kur mit Schüßler-Salzen

Schüßler-Salze sind homöopathisch verdünnte Mineralien, die es im Körper schon gibt und die beim Morbus Basedow in ihrer Funktion gestört sein können.

Die »Salze des Lebens« wurden 1873 von Dr. Wilhelm Heinrich Schüßler definiert, einem Oldenburger Hausarzt, der nur homöopathisch arbeitete. Er zog alle Salze, die es im Körper gibt, in ihrer homöopathischen Verdünnung als Arznei für alle möglichen Krankheiten heran und hatte damit eindrucksvolle Behandlungserfolge. Teilweise gelang es ihm, Mangelzustände zu beheben, in manchen Fällen schaffte er es aber auch, Überdosierungen wie eine Kochsalzvergiftung oder eine Überdosierung mit Jod zu mildern, die ja bei vielen Schilddrüsenerkrankungen vorliegt. Heute gehören Schüßler-Salze zu den am meisten angewandten Arzneien in Deutschland und viele Menschen sagen, dass sie damit einen Großteil ihrer Alltagsbeschwerden lindern oder beheben können. Eine wissenschaftliche Absicherung dieser Effekte ist bislang zwar nicht gelungen. Aber ich kann aus meiner eigenen Erfahrung als Therapeut sagen, dass beispielsweise mit dem Schüßler-Salz Nr. 3 Ferrum phosphoricum D12 – dem wohl populärsten unter den Schüßler-Salzen – ein Großteil der viralen Infekte abgemildert oder sogar ganz verhindert werden kann. Vorstellen kann man sich die Wirkweise dieser geringen homöopathischen Mengen an Eisenphosphat so, dass das Immunsystem zu Beginn eines Infektes Eisen braucht, und wenn dieses in einer »energetisierten« Form zugeführt wird, kann dadurch eine Stärkung des Immunsystems erfolgen, durch die der Infekt rasch und effektiv mit den körpereigenen Kräften bekämpft wird. Aber auch die Tatsache, dass Eisen insgesamt ein Sauerstoffträger ist und durch die Gabe dieses Salzes die Versorgung des Körpers mit dem Lebenselixier Sauerstoff verbessert wird, mag hier eine Rolle spielen.

Es gibt heute insgesamt 27 verschiedene Schüßler-Salze zu kaufen. Glücklicherweise sind sie von den Herstellern nummeriert worden, da ihre Namen sehr ähnlich sind. Sie sind rezeptfrei in der Apotheke erhältlich und eignen sich daher auch gut für die Eigenbehandlung. Darüber, wie die Schüßler-Salze dosiert werden sollen, gibt es zwar keine breite Übereinstimmung, doch es gibt ausreichende Hinweise, damit Sie sich im Laufe der Zeit durch die Eigenanwendung ein persönliches Bild verschaffen können. Nach meiner Erfahrung ist es sinnvoll, bei chronischen Beschwerden »Kuren« zu machen, bei denen man fünf Tabletten täglich über den Tag verteilt über mehrere Wochen zuführt. Die Tabletten werden im Mund gelutscht und sollen nicht geschluckt werden. Menschen mit einer Laktoseunverträglichkeit müssen etwas aufpassen, da größere Mengen eines laktosehaltigen Schüßler-Salzes Bauchschmerzen hervorrufen können. Hier sollten Sie vor dem Kauf in der Apotheke nach Schüßler-Salzen fragen, die laktosefrei sind.

Beim Morbus Basedow sind einige der körpereigenen Mineralien in ihrer Funktion gestört, weshalb eine Schüßler-Salze-Basiskur folgendermaßen aussieht:

Die Schüßler-Salze-Basiskur bei Basedow sieht so aus:

- Nr. 4 Kalium chloratum D6
- Nr. 12 Calcium sulfuricum D6
- Nr. 13 Kalium arsenicosum D6
- Nr. 16 Lithium chloratum D6

Einnahme: je 5 Tabletten täglich, einzeln über den Tag verteilt gelutscht, über 3 Wochen

Diese Kur kann als Erstmaßnahme bei Basedow gelten und in jedem Stadium der Krankheit angewandt werden. In diese Therapie sind zwei Kaliumsalze aufgenommen worden. Insgesamt ist kein anderes Alkalimetall so gut geeignet, die Anspannung von an Basedow Erkrankten herabzusetzen. Kalium chloratum ist außerdem der »natürliche Schleimlöser« im Zwischengewebe, was sowohl bei der endokrinen Orbitopathie als auch bei Schwellungen von Geweben anderweitig günstige Wirkungen zeigen kann. Kalium arsenicosum hat zusätzlich die positive Eigenschaft, über seine Arsenkomponente Ängste lösen zu können. Arsen ist außerdem an der Temperaturregulation des Körpers beteiligt, ein Kernpunkt bei der Behandlung von Menschen mit Basedow, die einerseits an innerer Hitze zu verglühen glauben, andererseits aber sehr leicht frieren, vor allem an den Füßen. Calcium sulfuricum ist eine wichtige Arznei bei Entzündungen des Körpers und hilft auch, eine überschießende schädliche Wirkung von MAK und TAK abzumildern. Lithium chloratum ist jenes Schüßler-Salz, mit dem sich Gefühlsschwankungen regulieren lassen. Das hat bei Basedow eine ganz große Bedeutung, da es sehr schwer ist, bei hoher Krankheitsaktivität emotional halbwegs »normal« zu reagieren. Gefühle sind in dieser Phase überschießend und stark wechselnd, was auch hinderlich für den »Archeus« ist, jene innere Kraft, die uns hilft, eine Krankheit aus eigenem Antrieb heraus zu überwinden.

Wenn Sie diese Kur drei Wochen lang konsequent durchgeführt haben, ziehen Sie Bilanz darüber, wie sehr sich Ihre Beschwerden darunter verbessert haben, und entscheiden Sie dann, ob Sie die Schüßler-Therapie noch einmal drei Wochen lang fortsetzen wollen. Leichtere Fälle von Basedow sind darunter schon zur Ausheilung gekommen und auch schwierige Fälle konnten effektiv gemildert werden.

Schüßler-Salze bei Ängsten mit Unruhe

Man kann Schüßler-Salze auch für etwas einsetzen, das in der Homöopathie Konstitutionstherapie genannt wird. Der Begriff ist etwas unglücklich gewählt, denn er stammt aus einer Zeit, in der man der Ansicht war, dass die Gesundheit des Menschen im Wesentlichen durch seine Erbanlagen definiert wird. Wer eine »gute« Konstitution hatte, musste sich darüber und über ein langes Leben keine Sorgen machen. Der Rest der Menschheit wurde dazu angehalten, eine »schlechte« Konstitution durch verschiedene Maßnahmen zu stärken, um im Überlebenskampf wenigstens halbwegs mithalten zu können. Von diesem deterministischen Weltbild ist man heute zum Glück abgerückt. Trotzdem ist es nicht zu leugnen, dass Menschen, die einen Basedow entwickeln, eher zu Ängsten neigen, weil sie ein Typ Mensch sind, dessen Selbstwertgefühl nicht selbstverständlich ist, der mehr als andere zu Selbstzweifeln neigt und sich innerlich vor höhere Anforderungen stellt als Menschen, die ihre Schilddrüse nicht so leicht überfordern, weil sie legerer mit sich umzugehen gewohnt sind. Ob diese Grundtendenz nun mit Vererbung, Familientradition oder verschiedenen Umweltfaktoren zusammenhängt, ist nebensächlich. Wirklich zählt die Frage: Wie kann man daran arbeiten, diese Tendenz aufzulösen? Denn wer weniger Ängste hat, kann einen Basedow viel leichter überwinden und findet im Leben leichter zu Gleichmut und Selbstsicherheit.

Nach meiner Erfahrung sind die Schüßler-Salze, die »Salze des Lebens«, wie sie ja auch heißen, sehr gut dazu geeignet, den Körper in diesem Sinne umzupolen. Und Sie ersparen sich dabei oft die intensive Suche nach einem homöopathischen Konstitutionsmittel, indem sie dessen Wirkung mit mehreren Schüßler-

Salzen auf mineralischer Ebene darzustellen versuchen. Denn ein großer Teil der Wirkung der Homöopathie beruht beispielsweise bei Heilpflanzen auf dem Mineraliengemisch, das für diese Heilpflanzen charakteristisch ist. Die für Sie wichtigen Mineralien in energetisierter Form auszuwählen und dem Körper zuzuführen, hat dann einen ähnlichen Effekt wie die Gabe eines einzigen passenden Homöopathikums, stellt aber außerdem auf chemischer Ebene in Ihrem Körper wieder Mineralienflüsse klar, die wohl schon eine Zeit lang nicht mehr optimal funktioniert haben. Diese körpereigenen Mechanismen wieder in Gang zu bringen, kann für einen Menschen mit Basedow bedeuten, dass er sich entspannter und zugleich stabiler fühlt und damit in die Lage versetzt wird, die Heilung innerlich und aus eigener Kraft vorzubereiten.

Ich möchte für Sie in diesem Kapitel alle Schüßler-Salze darstellen, die bei innerer Angst und Unruhe gegeben werden können. Denn das ist beim Basedow das häufigste geistig-seelische Symptom, das mitunter sogar zu Panikattacken ausufern kann und dann eine Notfallmedikation braucht. In dieser Situation ist es wenig hilfreich, wenn Sie von Ärzten mit Benzodiazepinen oder Antidepressiva behandelt werden. Zum einen ist die Wirkung der Letzteren nicht besonders nachhaltig und zum anderen ist die Suchtgefahr bei den Ersteren erheblich. Deshalb bieten sich die Schüßler-Salze als harmlose und oft effektivere Arznei an. Wollen Sie einen akuten Panikanfall mit Schüßler-Salzen mildern, müssen Sie allerdings höher dosieren, als das auf Packungsetiketten üblicherweise beschrieben ist. Entweder Sie lutschen eine Tablette nach der anderen, bis eine Beschwerdelinderung eingetreten ist – das können dann schon auch mal 50 Stück sein. Oder Sie machen Zubereitungen von Schüßler-Salzen in heißem Wasser. Dafür gibt man zehn Stück des Salzes in ein Glas mit heißem Wasser, rührt um und trinkt es schluckweise leer. Solch eine heiße Zubereitung kann auch mehrmals hintereinander wiederholt werden.

Folgende Salze sind dazu geeignet, »Angst mit innerer Unruhe« zu lindern. Wenn Sie nun aus diesen Salzen jenes auswählen wollen, das am besten auf Sie passt, müssten Sie sich zunächst Gedanken darüber machen, woher der Basedow und diese Unruhe kommen könnten. Überlegen Sie sich, welches Trauma ihn vielleicht ausgelöst hat und unterhält, welcher seelischer Kernkonflikt bei Ihnen als Ursache am wahrscheinlichsten ist.

Nr. 2 Calcium phosphoricum D6

Dieses Salz wird von gefühlvollen Menschen im Jugendalter viel gebraucht. Diese Menschen wollen einerseits immer nur weg von Zuhause und dem Alltag entfliehen und ihre Freiheit und Erfahrungen suchen, sind aber andererseits zu sanft und etwas naiv, um sich in der Welt durchboxen zu können. Bei Enttäuschungen treten Ängste mit Herzklopfen auf. Starkes Heimweh ist ein Leitsymptom für dieses Salz.

Nr. 7 Magnesium phosphoricum D6

Dieses Salz ist das wichtigste gegen Anspannung bei Menschen, die stark unter Leistungsdruck stehen, sich beweisen wollen, aber unsicher sind und sich dadurch verkrampfen. Betroffene sind jung, haben häufig rote Wangen und leiden oft unter Wadenkrämpfen und Einschlafstörungen.

Nr. 9 Natrium phosphoricum D6

Dies ist eine wichtige Arznei bei einem Basedow, der in der Pubertät auftritt. Es treten Ängste durch das Gefühl des Ungeliebtseins auf. Gebraucht wird dieses Schüßler-Salz vor allem in der Pubertät, in der Ängste und soziale Rückzugstendenz mit starken Aknebeschwerden und säuerlich riechendem Schweiß einhergehen.

Nr. 15 Kalium jodatum D6

Dieses Salz kann die Schilddrüse ganz allgemein beruhigen und in ihrer Funktion ausgleichen. Dadurch kann man sich besser innerlich an Stresssituationen anpassen. Ansonsten kann es passieren, dass man unter Belastung immer nervöser wird mit Hektik und Herzklopfen, wobei sich eine Panikattacke aufbauen kann. Beim Basedow ist hier Vorsicht angebracht. Bei der ersten Einnahme lutschen Sie eine Tablette, um zu überprüfen, ob nicht eine Jodüberempfindlichkeit Herzklopfen auslöst. Falls nicht, können täglich bis zu zehn Tabletten eingenommen werden, die dann oft eine Heilwirkung auf den Basedow haben.

Nr. 16 Lithium chloratum D6

Das Schlüsselwort für dieses Salz heißt »himmelhoch jauchzend, zu Tode betrübt«. Es hilft dabei mit, Gefühlsschwankungen auszugleichen, wodurch Ängste im Zustand der Manie verhindert werden. Die Manie kann nach außen wie eine Euphorie wirken, mündet aber nicht selten in Panikattacken.

Nr. 21 Zincum chloratum D6

Zink ist ein wichtiges Spurenelement für die Funktion von Nerven. Wo es fehlt oder nicht richtig funktioniert, stellen wir oft ein

Zucken oder einen Tic fest. Die Betroffenen klagen über ein Gefühl der Rastlosigkeit, haben Angst davor, eingesperrt zu sein. Dieses Salz hilft gegen Klaustrophobie und Agoraphobie.

Homöopathie

Die Behandlung des Morbus Basedow durch Homöopathen ist mindestens so alt wie die Diagnose der Krankheit, also etwa 150 Jahre. In den Nachschlagewerken, den sogenannten Repertorien, die dabei zur Mittelsuche benutzt werden, gibt es inmitten der verschiedenen Formen, die eine Schilddrüsenvergrößerung hervorrufen können, auch eine eigene Rubrik mit dem Titel »Basedow, Graves disease, Struma basedowificata« mit etwa 50 verschiedenen Arzneien. Im Laufe der Jahre scheinen sich manche davon besonders für die Behandlung bewährt zu haben. Der Schweizer Homöopath Ritter Jost Künzli von Fimmelsberg hat die wichtigsten Arzneien mit einem Punkt markiert, eine Kennzeichnung für Kollegen, sich dieser Heilmittel besonders häufig zu bedienen, weil sie in vielen Fällen eine durchgreifende Wirkung gezeigt haben. Für den Basedow sind das die Mineralien **Natrium muriaticum**, das Kochsalz, und **Phosphor**. Eine weitere Arznei, die im Repertorium hervorsticht, ist das **Eisen**, beispielsweise in Form von Ferrum metallicum. Es werden verschiedene Eisenverbindungen in der Rubrik genannt. Eisen ist immer dann angebracht, wenn man »unterdrückte Menscs« hat. Heute meint man damit Zyklusstörungen, die durch die Pille auftreten. Die Monatsblutung setzt ein paar Mal aus und dann tritt ein Basedow auf. Der soll durch die Einnahme von homöopathischem Eisen heilbar sein.

Bevor wir hier in medias res gehen, sei eine Vorbemerkung gestattet. Ich habe durch die Homöopathie-Bücher, die ich im Laufe der Jahre veröffentlicht habe, mehrmals große Unruhe in Fachkreisen hervorgerufen durch die Behauptung, man könne die homöopathische Behandlung von Krankheitsbildern durchaus in die Hand der Patienten selbst legen. Widerspruch wurde vor allem dort eingelegt, wo ich Rezepte erwähnte, bei denen die sogenannten »Hochpotenzen« (ab C12 oder D23) zur Anwendung kamen. Meine Meinung, dass ein Laie, der sich strebend um die Homöopathie bemüht, annähernd so gute Erfolge bei der Eigenbehandlung erzielen kann wie ein erfahrener Homöopath, hat mir wenig Freunde unter Kollegen eingebracht. Schon der Alltag zeigt allerdings, wie effektiv viele Menschen Beschwerden anhand von Rezeptbüchern erfolgreich zu therapieren lernen, obwohl sie keine Therapeutenausbildung hinter sich gebracht haben. Die Betriebsblindheit von Kollegen, die Computerprogramme zur Mittelfindung benutzen, ist mitunter auch erheblich. Für die Behandlung des Basedow fehlt hier ohnehin die Software. Und es gibt auch bislang keine Rezeptbücher, die Ihnen sagen, an welche Arzneien Sie bei der Behandlung dieser Krankheit besonders denken sollen.

Der große Vorsprung, den der Homöopath durch seine Berufserfahrung gewinnt, wird ausgeglichen durch die Tatsache, dass sich der Patient selbst sehr gut kennt und oft leichter auf Mittel stößt, an die der Arzt nie gedacht hätte. Dieses Wissen kann auch keine zweistündige Anamnese ersetzen. Ich kann mir vorstellen, dass sich aufgrund der Empfehlungen in diesem Buch wieder einige Heilpraktiker abfällig äußern und ihren Patienten sagen werden, wie gefährlich die homöopathische Eigentherapie angeblich sein kann, besonders mit Hochpotenzen. Das gefällt mir gar nicht, denn es ist falsch. Egal, ob Sie nun Hochpotenzen benutzen oder Niedrigpotenzen, Sie werden sich mit der Homöopathie nie schaden. Wer so etwas trotzdem behauptet, formuliert damit eigentlich nur die Angst, Sie als Kunden zu verlieren, und behauptet, ein Geheimwissen zu besitzen. Er gibt auch in Fachkreisen Vorurteile. Und was Schädigungen durch Homöopathie betrifft, möchte ich Sie ausdrücklich beruhigen. Ich behandle mich selbst und Patienten seit Jahrzehnten und habe noch nie einen Schaden bei nicht sachgerechter homöopathischer Behandlung feststellen können. Egal, wie viel Homöopathie Sie fälschlich angewandt und in welchen Potenzen Sie eine Heilung versucht haben und dabei gescheitert sind: Das Schlimmste, was Ihnen passieren kann, ist die »Erstverschlechterung«, über die sich Homöopathen oft freuen, weil sie glauben, jetzt gehe es mit der Heilung so richtig los. In der überwiegenden Mehrzahl der Fälle ist eine »Erstverschlechterung« allerdings eine Arzneimittelprüfung. Eine Scheinkrankheit, die sich bald auch wieder legt und den Körper gestärkt zurücklässt, weil seine Reaktionsfähigkeit dadurch erhöht wurde und seine Erfahrung in der Bekämpfung von Krankheiten gestiegen ist. Es ist so etwas wie Schattenboxen des Körpers, das immer dann eintritt, wenn er homöopathisch falsch behandelt wird. Auch das kann über kurz oder lang die Widerstandsfähigkeit gegen Krankheiten erhöhen.

Der Begründer der Homöopathie Samuel Hahnemann selbst und viele Homöopathen haben bedenkenlos Hochpotenzen von Arzneien im Rahmen ihrer Arzneimittelprüfungen an Gesunde verteilt und dabei genau das gemacht, was Sie als Laie vielleicht auf der Suche nach der richtigen Arznei am eigenen Körper tun werden. Und was für den Begründer der Homöopathie und die größten Homöopathen, die ihm folgten, vertretbar war, darf Ihnen auch billig sein. Eine Heilreaktion durch eine richtig gewählte Arznei beim Kranken sieht übrigens ganz anders aus als eine »Erstverschlechterung«. Sie ist ein wohliges Gefühl, das Ihnen von Gesundung spricht. Und dann mag es sein, dass eine Entgiftungsreaktion einsetzt, bei der ein Körpersaft verstärkt zu fließen beginnt. Das lassen Sie ruhigen Gewissens geschehen und freuen sich, dass Ihr Körper sich mit der Krankheit auseinanderzusetzen beginnt, um sie zu überwinden. Bei der erfolgreichen homöopathischen Behandlung des Basedow werden Sie in den meisten Fällen einen kurzen Atemwegsinfekt mit Heiserkeit und reichlich Auswurf von Schleim aus Bronchien und Luftröhre erleben. Denn das ist die Region, in der sich der Basedow vornehmlich austobt. Auch ein erhöhter Tränenfluss der Augen oder sogar Blutungen der Augen, mitunter auch Sekretfluss aus den Ohren oder aus dem Mund kommen als positive Reaktion auf ein Homöopathikum vor bei Menschen, die an einer Orbitopathie leiden. All das ist kein Anhaltspunkt für eine neue Erkrankung, sondern die Art, wie ein lebendiges System sich erfolgreich repariert.

Für die Behandlung des Basedow stehen in erster Linie die drei homöopathischen Mineralien im Vordergrund, die Künzli erwähnt: Eisen, Kochsalz und Phosphor. Sie sind in der homöopathischen Denktradition nebenbei gesagt alle mit dem Thema der Blutbildung verbunden. Wenn jemand stark blutet, gibt man ihm gerne Eisen oder Phosphor oder eine Kombination davon, die wir oben als Schüßler-Salz Nr. 3 kennen gelernt haben. Blutarmut wird auch gerne mit Eisen oder Kochsalz behandelt. Dass auch eine Schilddrüsenentzündung mit diesen Arzneien erreicht werden kann, weist deshalb in der Tradition noch weiter zurück, bis hin zur Elementelehre. Sowohl das Blut als auch die Schilddrüse werden in der alten Medizin dem Element Luft zugeordnet, und Eisen, Kochsalz und Phosphor sind deshalb gleichermaßen dazu geeignet, Krankheiten zu heilen, die durch ein Übermaß von Luft in der Mischung der Elemente im Körper entstanden sind. So ein Übermaß entsteht im Seelischen durch eine starke Kränkung. Dieser Erkrankungsmechanismus wird durch die drei Hauptarzneien auf verschiedene Weise beantwortet.

Ferrum metallicum

Hier findet die Kränkung im Rahmen einer Kampfsituation statt. Der Mensch, der Eisen als Heilmittel braucht, ist eine Kämpfernatur an sich, arbeitet sich an einem Problem innerlich ab und wird davon schwach. Diese Menschen haben neben einem Morbus Basedow oft auch eine Blutarmut oder zumindest einen Eisenmangel, was sich in einem niedrigen Ferritin manifestiert. Dieses »Auspowern« resultiert einerseits in körperliche Schwäche durch zu starke Regelblutungen mit Eisenverlust und andererseits in Unruhe und Nervosität durch hohe Basedow-Aktivität.

Natrium muriaticum

Vom homöopathischen Kochsalz heißt es hingegen, dass es die Erinnerung von länger zurückliegenden Kränkungen und der daraus entstehenden Bitterkeit bewahrt. Denken Sie an Frau Lot, die sich in der Bibelgeschichte umwandte und zur Salzsäule erstarrte. Was muss diese Frau schon vorher mitgemacht haben, um so zu reagieren! Nun, da sie aus der Stadt vertrieben wird und alles verliert, ist sie im seelischen Aufruhr. Da sie aber in der Folge nicht damit aufhören kann, an die ihr zugefügten Qualen zu denken, beginnt sie innerlich salzig zu erstarren. Es gibt so einen mineralischen Bodensatz in den meisten von uns, eine Verkrustung in der Seele, die sich durch energetisiertes Kochsalz auflösen kann, und das ganz so, als würde Wasser hinzugefügt. Daraus entsteht emotional vorübergehend ein scharfes Gemisch, eine Salzlake. Man spürt die Emotionen, die als Erstreaktion aufsteigen, sehr intensiv, sie wallen auf und vergehen dann aber wieder und lassen einen erleichterten Menschen zurück. Besonders die sehr weitverbreiteten seelischen Konflikte mit der eigenen Mutter oder dem eigenen Vater oder Bitterkeit über gescheiterte Beziehungen sind hier ein Thema und können einen Basedow auslösen.

Phosphor

Der »Lichtbringer«, wie das Wort aus dem Altgriechischen übersetzt wird, schafft Licht in die Seele und kann gegenwärtige Erschöpfung über seelische Konflikte verbessern. Es ist die beste Arznei für Menschen, die sozial oder mitmenschlich engagiert sind und dazu neigen, mit anderen Menschen mit zu leiden, sich für andere einsetzen und durch die Tatsache krank werden, dass die Welt oft ein kühler Ort der Ungerechtigkeit ist. Phosphor hilft Menschen mit Basedow, leitet sie dazu an, sich stärker auf sich selbst zu konzentrieren und mehr auf sich selbst zu achten, anstatt sich immer wieder vom Leid anderer Menschen vom eigenen Leben (und der eigenen Heilung) abhalten zu lassen.

Anwendung dieser Arzneien

Wie können diese drei Arzneien nun am besten angewendet werden? Ich empfehle die Gabe von der Stärke C30, einmalig fünf Kügelchen. Danach folgt eine Zeit des Abwartens über einige Tage, nach der die Frage beantwortet werden muss, welche subjektiven, aber auch objektiv messbaren Verbesserungen vorliegen. Fühlen Sie sich deutlich besser? Sind Sie ruhiger geworden? Hat sich der Schlaf verbessert? Sind Sie deutlicher in Ihrer innerlichen Mitte? Was macht das Herz, was der Bluthochdruck? Werden die Körperfunktionen ruhiger? Sinken die Antikörperspiegel, insbesondere TRAK? Kann die Dosis von bremsenden Medikamenten zurückgefahren werden, ohne dass es zu einer Verschlechterung des Zustandsbildes kommt?

Ist ein deutlicher Erfolg eingetreten, wird die Gabe des gleichen Mittels bei erneuter Verschlechterung der Beschwerden wiederholt. Kann kein Effekt festgestellt werden, ist es besser, eine andere Arznei zu versuchen. Homöopathie, die richtig angewendet wird, wirkt gemeinhin so stark, dass bei einem »Treffer« beim Anwender kein weiterer Zweifel darüber besteht, dass er auf dem richtigen Weg ist. Wenn Sie also noch Zweifel haben, heißt das eigentlich nur, dass Sie (zumindest derzeit) nicht empfänglich für diese Arznei sind, die Sie gerade versucht haben und sich anderweitig umschauen müssen.

Weitere homöopathische Arzneien

Von Homöopathen häufig angewandt werden außerdem folgende Substanzen:

- Lycopus europaeus, das Wolfstrappkraut, wird in höherer Dosierung als Heilpflanze bei Basedow eingesetzt. Ob sie auch in homöopathischer Konzentration Wirkung haben kann, ist für mich schwer zu beantworten. Ich habe damit bei Basedow noch keinen Erfolg gesehen.
- Jodum, eine homöopathische Zubereitung von Jod, sehe ich ähnlich kritisch. In der Basedow-Krise habe ich sogar einige Verschlechterungen gesehen, da selbst in dieser sehr geringen Konzentration durch die hochgespannte Empfindlichkeit gegen Jod schädliche Einflüsse möglich sind. Diese Reaktionen habe ich auch bei anderen jodhaltigen Arzneien wie
- Spongia oder Thyreoidinum sind ebenfalls jodhaltige Arzneien, bei denen ich die gleichen Reaktionen wie beim Jodum beobachtet habe. Am besten, Sie probieren eines dieser Heilmittel oder das Schüßler-Salz Nr. 15 Kalium jodatum D6 einmalig aus und beobachten genau, was es mit Ihnen macht. Wenn Ihnen die Anwendung gut tut, haben Sie ein Heilmittel an der Hand, das Sie öfters wiederholen können. Ansonsten aber vermeiden Sie jodhaltige Arzneien eher.

Leitsymptome können auf das Mittel, das Sie brauchen, hinweisen. Das wären beispielsweise:

- Begleitet von Beschwerden des Herzens: **Cadmium jodatum**
- Verbunden mit einem Druckgefühl im Kopf: **Natrium carbonicum**
- Durch unterdrückte Menses entstanden (beispielsweise durch die Pille): **Ferrum metallicum**
- Mit Tuberkulose in der Familiengeschichte: **Drosera rotundifolia**
- In Verbindung mit Darmkrebs: **Cadmium metallicum**

Sehr gute Erfahrungen habe ich auch immer wieder mit Gold bei Menschen mit Basedow: **Aurum metallicum**, aber auch **Aurum chloratum natronatum**, eine Kochsalzverbindung. Es ist vielleicht das Hauptmittel bei geschäftstüchtigen, sehr genauen und qualitätsbewussten Menschen, die sich an ihren beruflichen Aufgaben erschöpfen.

Belladonna und **Glonoinum** können das heftige Pulsieren und den Bluthochdruck bei Basedow-Krisen lindern, eine Bedarfsmedikation. Ähnlich steht es mit **Pilocarpinum**, einem homöopathischen Mittel gegen die Angst, gewonnen aus einer Pflanze, die ein parasympathomimetisches Alkaloid enthält. In allen Fällen, in denen Sie diese Mittel einmal testen möchten, rate ich, jedes einzeln zu versuchen, als einmalige Dosis der Potenz D12, und dann wenigstens einige Stunden zu warten und in sich hinein zu fühlen, was sich tut. Wenn Sie eine Wirkung feststellen, konzentrieren Sie sich fortan auf die Gabe dieser Arznei und geben sie so lange, bis ihre Wirkung erschöpft ist.

Das gelingt am besten, wenn Sie die Gabe immer erst dann wiederholen, wenn wieder eine Verschlechterung spürbar wird.

So weit zur Homöopathie in der Eigenanwendung. Mit dieser Diskussion verschiedener homöopathischer Arzneien kommen wir an das Ende der Empfehlungen zur Eigenbehandlung des Basedow. Vieles, was hier gesagt wurde, soll zur Anregung dienen, die Therapie, die Sie erleben, infrage zu stellen, ganzheitlich zu ergänzen oder auch einen alternativen Weg einzuschlagen, der Sie früher oder später auch an das Ziel der Heilung bringen wird. Diese bedeutet nicht nur eine Verbesserung von Beschwerden und Laborwerten oder Ultraschallbefunden, sondern auch, dass Sie in Ihrem Leben eine neue Mitte finden. Es ist für mich immer wieder interessant zu beobachten, was sich im Laufe einer Heilung auch im Umfeld eines Patienten tut. Wie er beginnt, sich besser zu behaupten, beruflich oder privat neu zu orientieren. Wie er es schafft, immer weiter ordnend das Leben so für sich einzurichten, dass er darin gut leben kann. So gesehen ist die Therapie des Basedow auch eine Anleitung zum Glücklichsein.

Gelassenheit

Das alte deutsche Wort »Gelassenheit« hat viele Synonyme. Es kann bedeuten: Geduld, Überlegenheit, Ausgeglichenheit, Müßiggang, Freizeit, Bedacht, Überlegung, Fassung, Überblick und Weitsicht. Gruppieren wir diese Bedeutungen, dann kommen wir auf zwei Kerninhalte: etwas zulassen zu können einerseits und Abstand zu nehmen andererseits. Sich nicht so stark zu engagieren. Kühler werden. Beides ist jemandem, der zu Morbus Basedow neigt, ein Gräuel. Denn seine Prägung ist eine andere und vielleicht ist da auch von Anfang an, vor jeder Erziehungsmaßnahme oder sozialen Umgebung etwas in seinem Inneren, das sich gegen so etwas sträubt. Die Betroffenen sind wache Menschen mit einem klaren Sinn dafür, was richtig ist und was falsch. Sie versuchen in ihrem Leben das Richtige zu tun, auch wenn es über ihre Kraft hinausgeht. Und wenn das missbraucht wird, geben sie noch etwas dazu, um vielleicht doch Erfolg zu haben, und innerlich anzukommen. Ob diese Verhaltensweise nun beruflich oder privat zum Tragen kommt, hängt von den Umständen ab. Manche Menschen werden beruflich sehr stark gefordert und ausgenutzt. Jemand mit der Basedow-Veranlagung kann hier schnell in eine Situation kommen, in der er sich selbst auszunutzen und zu überfordern beginnt – bis hin zum Zusammenbruch. Und hier kann die Schilddrüse sehr lange Hervorragendes leisten, indem sie einfach die Leistungsbereitschaft des Menschen und sein Durchhaltevermögen stärkt und verlängert bis zu einem Zeitpunkt, an dem die Grenze erreicht ist. An dieser Grenze entwickeln diese Menschen dann ihren ersten Basedow-Schub, der sie durch eine Schwächung des Körpers ausbremst und es unmöglich macht, das gesteckte Ziel zu erreichen. Die Krankheit wird hier zum Mittel, das Unvereinbare doch noch zusammenzubringen, wenn auch in Form eines Scheiterns. Man hätte durchaus guten Willen gehabt und ist doch tüchtig und loyal geblieben, aber leider funkt die Krankheit dazwischen und nimmt einen aus dem Rennen.

Ähnlich muss man sich das im privaten Bereich vorstellen. Ein Mensch, der seine Agenda durchzieht – meistens ist es die Arbeit und die damit verbundene Karriere – verunmöglicht dadurch eine wirkliche Beziehung. er zieht sich auch aus den

Aufgaben zurück, die eine Partnerschaft und Elternschaft so mit sich bringen – es bleibt förmlich alles am anderen hängen. Diesen Stress der Mehrarbeit, der Mehrverantwortung verarbeitet sein Partner mit einer Basedow-Konstitution ganz anders als viele andere. Zuerst schaltet er seine eigene Leistung hoch und schraubt seine Bedürfnisse herunter. Diese Methode führt er bis ins Äußerste. Er beginnt sich innerlich zu zerdehnen bis hin zum Bruch – nicht zum Bruch der Beziehung, sondern der eigenen Systeme. Er wird krank und damit versucht er, seinen Karriere verfolgenden Partner doch noch zu Gefühlen und zu partnerschaftlichen Leistungen zu zwingen. Er ist ja jetzt wieder als Kranker in der Rolle des Kindes, das versorgt werden muss. Und manchmal spitzt sich ein Basedow-Schub dramatisch zu, scheint den Herztod anzukündigen, mündet in Panikattacken mit völligem Kollaps und Verlust der Selbstkontrolle. Da muss nun der Partner einspringen, wird aus dem Berufsleben geholt und verrichtet zähneknirschend Liebesarbeit. Je nachdem, wie flexibel und schwingungsfähig er ist und wie er sich in seinem Verhalten bewegt, wird sich der Morbus Basedow zurückziehen können oder verfestigen müssen. Da fehlt es Menschen mit dieser Krankheit oft an der Flexibilität, Veränderungen selbst herbeizuführen. Manchmal treten aber auch andere Menschen in die Lücke, Freundinnen beispielsweise. Anstatt den Partner stärker in die Wärme der Beziehung zu holen, wird dann vielleicht ein Kreis von »Mädels« aufgebaut, die sich regelmäßig treffen und gemeinsam walken gehen oder ins Konzert und viel Spaß miteinander haben. Oder es gibt eine gute Freundin, die mit der Erziehung eines Kindes oder der Pflege eines Elternteils hilft. Auch so kommt ein Mensch mit Morbus Basedow in ein ruhigeres Fahrwasser, fühlt sich umsorgt und kann wieder genesen.

Diese Ausführungen sollen Ihnen zeigen, dass Gelassenheit dann heilend wirkt, wenn der Betroffene heilende Veränderungen zulässt und sie auch herbeiführen kann. Es ist die Starre des Blicks auf die Welt, die sich hier hinderlich auswirkt. Man möchte, dass der Partner so ist, wie man ihn sieht, und benutzt die eigene Krankheit unwissentlich dazu, ihn in eine Rolle zwingen zu wollen, in der er sich in der Regel nicht wohlfühlen kann.

Ebenso ist es beim Morbus Basedow, der in einer beruflichen Belastungssituation auftritt. Man strampelt sich ab und macht sich kaputt, weil man an einen Chef oder an eine Firma glaubt und der Meinung ist, hohe Anforderungen erfüllen zu müssen – hier kommt vielleicht eine alte Prägung aus Kindheitstagen zum Vorschein. Schon in der Schule hat man ja darauf geachtet, möglichst gute Note zu erreichen. Für die Mehrleistung als Angestellter bestehen oft gute menschliche Gründe, beispielsweise, dass man die Kunden sieht, die sonst unter einer Vernachlässigung leiden würden. Oder man sieht, dass eine normale Arbeitsleistung unzureichend wäre, um das Wohlergehen der Firma zu erhalten. Zum höheren Wohl dieser Firma versucht ein Mensch mit Basedow-Konstitution etwas auszugleichen, das nicht ins Lot gebracht werden kann. Wieder müssen hier, wenn man nicht krank werden will, der Blick nüchterner und Gelassenheit geübt werden. Man muss sich neu einstellen. Meist hilft der Blick auf andere in dieser Situation. Wie gehen sie mit dem Arbeitsstress um? Dieser Vergleich kann sehr heilsam sein. Häufig aber tritt der Morbus Basedow bei Menschen in Berufen auf, wo dieser Vergleich nicht möglich ist und sich der Betroffene unersetzlich wähnt oder auch ist. Typus Chefsekretärin. Da kann sich dann der Druck aufbauen, der die Schilddrüse überschwemmt und die Krankheit begünstigt.

Auch hier wird das Üben der Gelassenheit, der nüchternen Betrachtungsweise, zu einer heilsamen Tätigkeit. Die objektive Wahrheit ist eine andere als die subjektive Wahrheit, die an Morbus Basedow Erkrankte sehen. Die Lösung kann nicht sein, über Vermittlung eines Morbus Basedow blind zu werden, sondern die Welt so zu sehen und so zu nehmen, wie sie ist. Das ist leichter gesagt als getan, vor allem, weil es unzählige Wahrheiten gibt und es deshalb schwierig ist, die Welt »objektiv« zu sehen. Das zeigt sich im Umgang mit Menschen. Der eine hält den anderen für unfähig, der andere glaubt, dass es viele verborgene Fähigkeiten in ihm gibt. Es ist schwierig zu sagen: »Auf den kann ich mich nicht verlassen, der hat nur sich selbst im Kopf und wenn ich ihn brauche, lässt er mich fallen.« Leichter wird es da, zu glauben: »Er gibt sein Bestes, es liegt an mir, dass es nicht klappt, ich überfordere ihn, habe zu viele Ansprüche.« Der Weg zur Heilung liegt darin, den anderen so zu sehen, wie er wirklich ist, und dann zu entscheiden, ob man ihn als Partner überhaupt möchte. Das größte Hindernis auf dem Weg wird hier die persönliche Vorgeschichte. Man wurde als Kind nicht oder nur wenig geliebt, man suchte sich einen Partner als Ersatz für den Elternteil, der einen nicht liebte, eine Art Reset-Modus, bei dem man die Chance aufgreifen wollte, das Spiel noch einmal vom Anfang zu spielen und diesmal zum Erfolg zu bringen. Gelassenheit bedeutet hier zu sagen: Ich wurde damals nicht geliebt, ich bin für mich liebenswert, es gibt Menschen, die lieben können, und wenn ich denen begegne, werde ich auch geliebt werden. Ich muss darum nicht betteln, ich muss mich nicht abstrampeln, ich kann das eigentlich gar nicht beeinflussen, höchstens, indem ich dem Liebe schenke, der mir liebenswert erscheint und selbst Liebe geben kann.

Im Beruflichen entsteht Gelassenheit auf ähnliche Weise durch Selbstvertrauen und Eigenliebe. Man leistet das, was man gerne macht und kann. Man macht das, was einem nicht so liegt, so gut man es kann. Aber es besteht überhaupt kein Anlass dazu, sich bei der Arbeit Ansehen und Liebe erzwingen zu wollen, indem man seine Leistung immer weiter hochschraubt, bis man auch bemerkt und geschätzt wird und letztendlich – vielleicht – auch geliebt. Das funktioniert im Alltag nur selten. Je tüchtiger Sie im Beruf sind, desto mehr Neider haben Sie, desto mehr Gegner, desto mehr Feinde. Ich will nicht abstreiten, dass man durch Mehrleistung auch weiterkommen und gewinnen kann. Es mag sein, dass Ihr Chef Sie zu lieben beginnt, wenn Sie krank zur Arbeit kommen, länger bleiben, sich keine Pausen nehmen und schneller und genauer arbeiten, als man das von einem Menschen überhaupt erwarten kann. All das aber ist nur möglich, indem Ihre Schilddrüse ihre Leistung hochschraubt. Irgendwann einmal können Sie die Schraube kein Stück mehr weiter drehen, weil Sie dann auseinanderfallen und in der Verselbstständigung des Morbus Basedow landen. Sie dürfen hier nicht zum Zocker werden. Natürlich gibt es Erfolgsgeschichten, in denen jemand rasch Karriere macht – oder sich der Chef tatsächlich in einen verliebt (10 Prozent) und vielleicht sogar heiratet (1 Prozent) und dadurch glücklich macht (0,1 Prozent) – aber das ist nicht die Regel. Die Regel ist die, dass Menschen an der Arbeitsstelle ausgenutzt werden, und wenn sie dann erkranken, werden sie schief angesehen, haben verloren, werden im Regelfall gnadenlos aussortiert.

Hier hilft Gelassenheit in der Frühphase, um all das zu verhindern. Bevor Sie sich kaputt machen, gönnen Sie sich lieber was. Wenn auf eine Mehrleistung keine Mehrleistung der anderen Seite erfolgt, registrieren Sie das und beziehen es in zukünftiges Verhalten ein. Sie arbeiten und versuchen gut zu arbeiten, aber nicht mehr. Sie arbeiten nicht, um Liebe zu erringen. Das werden Sie sich in einer Situation, in der Sie längst viel mehr gegeben haben, als Sie sollten, nicht gerne eingestehen wollen. Sie haben gleichsam eine Aktie gekauft und die ist ins Minus gerutscht und jetzt wollen Sie die Aktie halten, und hoffen, dass sie zukünftig Gewinne abwerfen wird. Suchen Sie sich auch mal eine andere Wahrheit, wenn Sie nüchtern betrachtet nicht damit rechnen können, künftig in ihrem Leben die eine oder andere Rendite einstreichen zu können.

Abstand nehmen und Zulassen können ist das Geheimnis, der Schlüssel, der Sie aus einem Basedow-Schub herausführt. Kühleres Denken führt zur Abkühlung. Weniger hitzige Gefühle sind auch eine Form der Abkühlung, die allerdings wie eine Arznei richtig dosiert werden muss. Fangen Sie mit sanften Dosierungen von Objektivität an, beginnen Sie langsam und vorsichtig zu sortieren. Der Weg aus der Krankheit wird hier ein Weg zur Neuordnung Ihres Lebens, dorthin, wo Sie bei sich selbst sind und sich wohlfühlen.

Schlusswort

Der Morbus Basedow ist eine Krankheit, die zu spontaner Heilung neigt, vor allem dann, wenn Sie kühlende Arzneien in guter Dosierung so lange anwenden, bis sich die Krankheit abgeschwächt und zurückgezogen hat. Heilung heißt aus medizinischer Sicht, dass sich die Entzündungsherde in der Schilddrüse bei der Ultraschalluntersuchung zurückbilden und Ihre Schilddrüse wieder ein normales Aussehen annimmt. Knotige Vernarbungen werden bei fortgeschrittenen Fällen verbleiben. Heilung heißt, dass Ihre Antikörperspiegel sinken. Der TRAK-Wert sollte in den Normbereich kommen, die TPO-Antikörper sollten zumindest in die Nähe des Normbereichs geraten. Manchmal bleiben sie geringfügig erhöht als Ausdruck eines Immungedächtnisses. Heilung bedeutet, dass sich die Augen normalisieren. Wurden sie von der Krankheit aus den Augenhöhlen herausgedrückt, müssen sie sich nun wieder zurückziehen. Manchmal bleibt eine Weile eine Trockenheit und Rötung der Bindehaut als Gedächtnis an das Vorgefallene vorhanden und verschwindet erst, wenn Sie im neuen Leben angekommen sind und sich wohlfühlen.

Auch körperliche und seelische Beschwerden – vor allem Herzklopfen, Atemnot, Enge in der Brust und Ängste – brauchen eine Weile, um vergessen werden zu können. Zuerst muss sich körperlich eine Normalisierung einstellen. Die Seele folgt dann nach individuell angemessener Zeit. Weil das so ist, fällt es manchen Menschen mit Morbus Basedow anfänglich schwer, an ihre Heilung zu glauben. Die Werte sind gut, aber die Beschwerden sind noch da. Einige Monate später aber beginnt man daran zu glauben und es stellt sich Euphorie ein, eine innerliche Befreiung. Hier ist es wichtig, nicht gleich zu übertreiben und alle Vorsichtsmaßnahmen fallen zu lassen. Vergessen Sie hier nicht das Heildreieck des Morbus Basedow aus Jodvermeidung, kühlenden Arzneien und Gelassenheit, das nicht vorzeitig verlassen werden darf, wenn nicht ein Rückfall in die Krankheit drohen soll.

Sie müssen versuchen, sich die Gelassenheit im Leben zu bewahren und sich möglichst nicht mehr in Anspannungssituationen zu begeben. Sie sollten mit der Aufnahme von Jod lange vorsichtig bleiben, denn dieses wirkt auf Ihren Körper wie eine Aufforderung, doch wieder in Mehrleistung zu gehen, sich dabei zu überfordern und einen neuen Schub auszulösen. Versuchen Sie sich auch zu merken, welche Arzneien kühlend wirken, und wenden Sie sie gezielt an, wenn Überforderungen drohen. Wenn Sie es auf diese Weise schaffen, Erkrankungsreflexe im Vorfeld abzumildern, wird der Krankheit effektiv der Boden entzogen. Diese vorbeugenden Maßnahmen sind in den ersten Jahren nach einem Basedow-Schub wichtig, verlieren dann aber langsam an Bedeutung, da der Körper, der Geist und die Seele naturgemäß aus dieser Krankheit herauswächst. Je älter Sie werden, desto schwerer fällt es dem Körper, eine feuchtwarme Krankheit wie den Morbus Basedow hervorzubringen, denn wir kühlen und trocknen nach der Lebensmitte zunehmend aus. So gesehen können Sie sich heute schon darauf freuen, im hohen Alter bei voller Berufstätigkeit und erfrischender Gesundheit mit Ihrem aufregenden Liebhaber am Meeresstrand Seefisch essen zu können. Ich wünsche Ihnen auf dem Weg dorthin viel Erfolg!

Der Autor

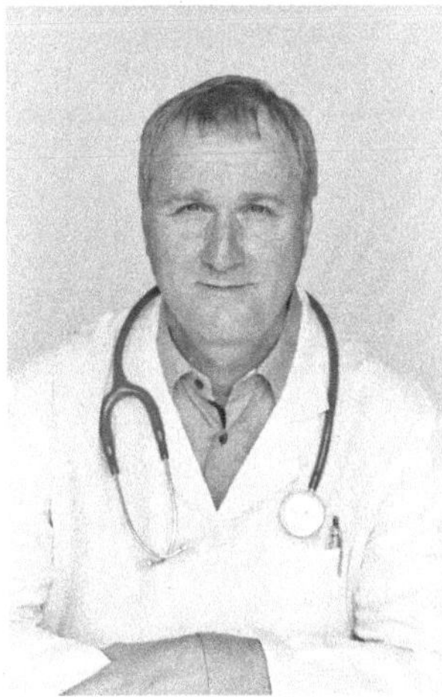

©Nils Schwarz

Dr. med. Berndt Rieger arbeitete elf Jahre lang an verschiedenen Krankenhäusern und legte 2001 die Prüfung zum Facharzt für Innere Medizin ab. Seit 2002 ist er als Internist und Naturarzt in Bamberg niedergelassen. 2005 gründete er das Zentrum für Traditionelle Europäische Medizin, eine Ausbildungsstelle für Heilpraktiker und Ärzte, in der auch Weiterbildungen für die ganzheitliche Schilddrüsenbehandlung angeboten werden. Dr. Rieger ist der Autor erfolgreicher Gesundheitsratgeber, darunter die Bestseller *Die Schilddrüse* und *Hashimoto und Basedow*.

https://hormonie.org

Für einen Termin in meiner Praxis schreiben Sie eine E-Mail an: hormonie@gmx.de